TRAVAIL DU LABORATOIRE CENTRAL DE RADIOLOGIE
ET DE LA CLINIQUE MÉDICALE DE L'HÔTEL-DIEU

Délimitation et Mensuration Radiologique

DU FOIE ET DE LA RATE

Grâce à l'Insufflation Rectale du Gros Intestin

CONTRIBUTION DE CETTE MÉTHODE AU DIAGNOSTIC DES AFFECTIONS DES VISCÈRES ABDOMINAUX

par

Le Dr Pierre LAGARENNE

Assistant de Radiologie à la Clinique Médicale de l'Hôtel Dieu

---

DIJON

IMPRIMERIE DARANTIERE

13, RUE PAUL-CABET, 13

1920

DÉLIMITATION ET MENSURATION RADIOLOGIQUE

DU FOIE ET DE LA RATE

Grâce à l'Insufflation Rectale du Gros Intestin

Délimitation et Mensuration Radiologique

DU FOIE ET DE LA RATE

Grâce à l'Insufflation Rectale du Gros Intestin

CONTRIBUTION DE CETTE MÉTHODE AU DIAGNOSTIC
DES AFFECTIONS DES VISCÈRES ABDOMINAUX

par

Le Dr Pierre LAGARENNE

Assistant de Radiologie à la Clinique Médicale de l'Hôtel Dieu

---

DIJON

IMPRIMERIE DARANTIERE

13, RUE PAUL-CABET, 13

—

1920

A MON MAITRE ET PRÉSIDENT DE THÈSE

Monsieur le Professeur A. GILBERT

PROFESSEUR A LA FACULTÉ DE MÉDECINE
MEMBRE DE L'ACADÉMIE DE MÉDECINE
OFFICIER DE LA LÉGION D'HONNEUR

A MON MAITRE

Monsieur le Professeur A. GUILLEMINOT

PROFESSEUR AGRÉGÉ A LA FACULTÉ DE MÉDECINE
CHEF DU LABORATOIRE CENTRAL D'ÉLECTRO-RADIOLOGIE
ET DE LA CLINIQUE MÉDICALE DE L'HOTEL-DIEU

A MES MAITRES DE L'ÉCOLE DE MÉDECINE DE DIJON
ET DE LA FACULTÉ DE MÉDECINE DE PARIS

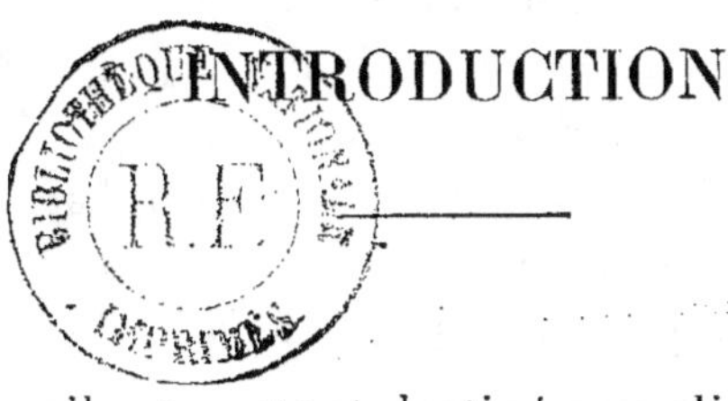INTRODUCTION

Ce travail est surtout destiné aux cliniciens. Il n'apprendra rien de nouveau au point de vue technique aux radiologistes. L'insufflation rectale est une méthode bien connue. Ledoux-Lebard fut un des premiers à la mettre en pratique et insista sur sa nécessité pour l'examen de la face inférieure du foie. Maingot l'a adoptée pour la recherche radiographique des calculs biliaires. Dans leur rapport sur l'exploration radiologique du foie au congrès de l'Association Française pour l'avancement des sciences (Le Havre, juillet 1914), Desternes et Baudon l'ont posée en règle associée à la réplétion gazeuse de l'estomac pour l'examen de la face inférieure du foie. — Elle n'est cependant pas entrée d'une façon courante dans la pratique clinique journalière.

Il nous a semblé utile d'exposer aux cliniciens quelle aide elle peut leur apporter dans l'exploration du foie et de la rate, dans le diagnostic différentiel des tumeurs de ces organes avec celles des autres viscères abdominaux.

Lorsqu'on examine aux rayons X l'abdomen d'un

malade, nous nous heurtons à une ombre foncée, indistincte, presque uniforme, plus dense au niveau de l'hypochondre droit sans que l'on puisse pourtant y préciser la limite d'aucun organe. Seule la chambre à air gastrique et quelquefois le sommet de l'angle splénique du colon apparaissent lumineux, limitant en dessous la lame mince du diaphragme gauche.

A l'examen de malades atteints d'aérophagie, nous avons été frappé de la visibilité des contours de certains organes que provoquait la présence de gaz dans le gros intestin.

L'insufflation rectale crée cette aérocolie.

Avec le Professeur agrégé Guilleminot les docteurs Dausset et Gérard, nous l'avons pratiquée systématiquement depuis près de deux ans, dans toutes les affections du foie et de la rate, dans l'étude des tumeurs abdominales que la clinique seule était impuissante à différencier.

Nous avons pratiqué la mensuration du foie chez un grand nombre de sujets normaux et dans toutes les affections où son volume pouvait être augmenté ou diminué.

C'est l'ensemble de ces observations, prises au jour le jour, particulièrement dans le service du professeur Gilbert, que nous présentons dans ce travail.

Nous verrons la technique de l'insufflation rectale du colon :

Les instruments nécessaires ;

La préparation du malade ;

Les règles de l'insufflation proprement dite.

Nous étudierons particulièrement le foie et sa face inférieure : les différents procédés que nous avons adoptés pour sa mensuration afin de traduire par des chiffres son degré d'atrophie ou d'hypertrophie ; sa forme ; sa situation et sa mobilité ; les affections qui en modifient la surface.

Nous verrons le rôle de l'insufflation jointe aux autres méthodes pour l'exploration de la vésicule et la recherche des calculs biliaires.

Nous passerons à l'étude de la rate et des affections de la loge splénique.

Une série d'observations montreront le rôle que peut jouer cette méthode associée aux autres moyens d'investigation clinique pour préciser le diagnostic des tumeurs des différents organes de l'abdomen.

TECHNIQUE DE L'INSUFFLATION RECTALE DU COLON

I. — INSTRUMENTS NÉCESSAIRES

L'instrumentation est des plus simples.

Une soufflerie de thermocautère munie à son extrémité d'une canule suffit.

La soufflerie sera à double poire. Une soufflerie à poire unique est à rejeter. Il importe que l'air arrive d'une façon continue, lente, sans à-coup pour ne pas créer de spasme.

La canule sera soit en verre soit en caoutchouc.

Les canules courtes nous ont paru préférables aux longues sondes à entéroclysè. A cause de la différence de température, il nous paraît moins prudent de porter de l'air directement loin dans l'intestin. Il vaut mieux que l'air, pénétrant dans l'intestin, soit au contact avec la muqueuse dès la partie inférieure du rectum qui est moins sensible. Il se met ainsi à la température du corps. On évite ainsi un spasme et de la douleur. Il y a moins de danger d'accidents réflexes.

II. — PRÉPARATION DU MALADE
A EXAMINER

Après divers essais nous avons adopté les règles suivantes :

1° *Purgation au matin, la veille de l'examen.* Béclère conseille un purgatif végétal.

2° *Lavement évacuateur, la veille au soir,* après les dernières selles. 500 gr. d'eau bouillie à 36°, avec deux cuillerées à soupe de glycérine.

Nous préférons donner le lavement la veille. Dans plusieurs cas où il avait été administré, quelques instants avant l'examen, nous nous sommes heurté à un spasme qui empêchait la progression de l'air et qui était provoqué par le lavement trop rapproché de l'insufflation. Il doit y avoir un intervalle d'au moins trois heures entre les deux, surtout chez des malades névropathes ou présentant des troubles quelconques d'entérite.

Carl Beck conseille de donner de l'opium pour diminuer le péristaltisme. La belladone semble préférable en raison des effets congestifs de l'opium sur l'intestin. A l'Hôtel-Dieu nous administrons à certains malades 10 à 20 gouttes de teinture de belladone, deux heures avant l'examen. Nous avons pu ainsi réussir à pratiquer l'insufflation, après un premier échec, l'air ne progressant pas dans l'intestin par suite de son état spasmodique.

3° *A jeun, le matin de l'examen.* Il importe que l'estomac soit vide. Sinon, comme nous le verrons, il pourrait être une cause d'erreur. Refoulé contre la face inférieure du foie par le colon transverse, il pourrait simuler une ombre pathologique bombant au-dessous du lobe gauche. De plus, au cours de l'examen radioscopique il est souvent nécessaire d'associer la réplétion gazeuse à l'insufflation pour explorer particulièrement la face inférieure du lobe gauche et dissocier l'ombre que peuvent créer les parois de l'estomac plus ou moins vide entre le colon transverse et le foie.

III. — RÈGLES DE L'INSUFFLATION PROPREMENT DITE

1° Le malade doit être en décubitus dorsal sur la table radiologique, les cuisses et les jambes en demi-flexion, un oreiller sous la tête et les épaules de manière à obtenir le relâchement complet des muscles de l'abdomen.

2° L'INSUFFLATION DOIT ÊTRE FAITE ENTIÈREMENT SOUS LE CONTROLE DES RAYONS ET D'UNE FAÇON TRÈS LENTE, surtout au début. Il importe de suivre sous les rayons la progression de l'air à travers le gros intestin. Dès que le malade accuse une colique, arrêter et ne poursuivre qu'une fois la douleur passée. On ne gagnerait rien à vouloir brusquer, que pour le moins provoquer un spasme.

Cette règle du contrôle constant par les rayons est absolue, si on ne veut pas s'exposer à des accidents. Il peut, en effet, y avoir un arrêt en un point plus ou moins rapproché du gros intestin. L'injection aveugle de la quantité d'air à peine normale pour tout le gros intestin si elle n'est pas répartie que dans un segment, peut déterminer une distension et des accidents réflexes graves, une syncope quelquefois mortelle.

L'observation suivante montre l'importance de cette règle : M. S..., 54 ans, éthylique, troubles dyspeptiques d'origine hépatique probable, envoyé au laboratoire pour examen du foie. Dans le but d'en faire la mensuration nous pratiquons l'insufflation. L'ampoule rectale apparaît, puis comme nous ne constatons pas la progression de l'air dans le colon iliaque, nous arrêtons. Quelques minutes après, nous reprenons. L'ampoule se dilate largement sans le moindre passage d'air

au dessus. Nous cessons l'insufflation. La quantité d'air insufflé avait été minime, à peine le quart du volume nécessaire
pour tout le gros intestin. Nul doute que sans le contrôle des
rayons nous allions à un accident grave. L'examen ultérieur
montra un néoplasme latent de l'anse sigmoïde. La sténose, à
laquelle s'était ajouté un spasme dû à la purgation et au lavement de la veille, causait un arrêt complet de la colonne
d'air.

Après les premiers coups de pompe, l'ampoule rectale se
remplit et apparaît comme une poche lumineuse. A ce moment
avant de continuer il faut attendre que la colonne d'air apparaisse dans le colon descendant. Cet arrêt est variable, quelques secondes chez certains malades, jusqu'à une minute ou
deux chez d'autres. Après, la progression de l'air dans le
colon est assez rapide avec une pose très courte aux angles
splénique et sous-hépatique.

Quelquefois la progression de l'air est lente. Il faut attendre
quelques minutes, interrompre l'insufflation et les rayons
avant que l'air se répartisse dans tout l'intestin.

Quelle quantité d'air doit-on injecter ? Certains auteurs
disent 500 cm³. Cette quantité est variable avec la capacité de
chaque intestin. Deux signes viennent nous dire le moment
où l'insufflation est suffisante, l'un objectif, l'autre subjectif.
Lorsqu'on voit le colon rempli d'air jusqu'au cœcum, ses
parois présentant une bande claire large de près de deux travers de doigt, les valvules conniventes nettement déplissées,
que la face inférieure du foie apparaît séparée du reste de
l'ombre abdominale, il faut arrêter. A partir de ce moment le
malade accuse une sensation de plénitude au niveau de l'abdomen.

La quantité d'air injectée est difficile à mesurer, car une
grande partie reflue au dehors au cours de l'insufflation.
Tout instrument de mesure nous semblerait inutile.

L'insufflation est-elle bien supportée? Présente-t-elle des dangers?

Le Docteur Colombier dans sa thèse dit que les malades chez lesquels elle fut pratiquée à l'hôpital Boucicaut la supportaient avec difficulté. Un radiologiste de Paris aurait même eu un cas de mort. M. Ledoux-Lebard, un des promoteurs de cette méthode, déclare n'avoir jamais rencontré d'inconvénient à cette pratique.

Au cours de plus de trois cents insufflations, nous n'avons jamais eu d'accident, observant les règles que nous venons de décrire. Nous l'avons cependant pratiquée chez des malades cachectiques : paludéens ou leucémiques ; au cours d'infections aiguës : abcès du foie ; chez des femmes enceintes ; dans un cas de péritonite bacillaire ; chez un malade en état d'asystolie. Les enfants la supportent très bien, même sans lavement préalable.

Elle n'est pas douloureuse lorsqu'elle est pratiquée lentement. Il faut que le malade prévienne le médecin dès qu'il éprouve une douleur. Au début, le sujet accuse quelquefois des coliques passagères peu douloureuses si l'on a soin d'arrêter l'insufflation pendant leur cours. Lorsque ces douleurs deviennent continues c'est que l'on a insufflé trop vite ou bien que l'on a dépassé la quantité d'air suffisante.

Il est prudent, comme le font certains radiologistes, Maingot en particulier, de surveiller au cours de l'insufflation le pouls, la respiration, et d'en observer les modifications. Le ralentissement du pouls surtout est une indication à ne pas poursuivre l'examen.

Tant en clientèle qu'à l'hôpital cette méthode est bien acceptée des malades.

Desternes et Baudon conseillent de faire suivre l'insufflation d'un petit lavement de baryte dans le but de faire refluer l'air dans le côlon transverse. En attendant quelques minutes, en faisant changer le malade de position on obtient le même effet.

En résumé la seule règle absolue est de pratiquer l'insufflation très lentement, doucement et sous le contrôle constant des rayons ; d'autant plus lentement que l'état du malade peut faire craindre des troubles.

L'insufflation rectale du colon doit être classée comme un moyen d'investigation radiologique des plus bénins, surtout si on la compare à d'autres procédés cliniques. Ponction exploratrice de la plèvre, du péricarde, etc.

Dans le cas où un malade timoré refuserait d'accepter cette méthode, on peut obtenir aussi la réplétion gazeuse du gros intestin par l'ingestion répétée de potion gazeuse, comme le fait Desternes. On donne une première potion de Rivière, ou mieux celle de Tonnet trois heures avant l'examen puis une seconde au moment même. Ce procédé ne réussit pas toujours à provoquer une aérocolie suffisante ; d'ailleurs la réplétion gazeuse gastrique incommode peut-être plus le malade que l'insufflation colique.

ÉTUDE RADIOLOGIQUE DU FOIE

A l'examen radioscopique on aperçoit, à la base droite, une ombre foncée en forme de coupole qui se détache nettement sur la clarté du champ pulmonaire droit. C'est l'ombre du foie coiffée du diaphragme. Sa face supérieure vient se loger sous lui, en contact intime. « Radiologiquement le diaphragme est inséparable du foie normal, leur ombre est une : ombre phréno-hépatique », dit Henri Béclère dans sa thèse. Toutes les lésions de la face supérieure du foie se traduiront par une déformation de la calotte diaphragmatique et par une modification de son expansion.

La face inférieure vient se confondre avec l'ombre générale de l'abdomen.

Jusqu'à ces dernières années l'exploration radiologique du foie se bornait donc à l'examen de la face supérieure. Aussi en 1905, Loison concluait : « Il est hors de doute que la radioscopie peut rendre des services au chirurgien pour aider au diagnostic des abcès de la partie postéro-supérieure du foie ; par contre, elle ne donne aucun renseignement, ainsi que nous l'avons constaté plusieurs fois, dans le cas d'abcès de la région antéro-inférieure qui évoluent vers l'abdomen et n'ont aucun retentissement diaphragmatique ou pleuro-pulmonaire. »

Les perfectionnements successifs de la technique radiologique permettent maintenant l'examen de la face inférieure.

Au congrès d'Amsterdam en 1908, Béclère présenta la réplétion gazeuse de l'estomac au moyen de la potion de Rivière. Dans le décubitus dorsal l'estomac rempli de gaz forme « un coussin transparent » logé sous la face inférieure du foie et en éloigne les anses intestinales ; « malheureusement la distention gazeuse de l'estomac s'arrête à une certaine distance du bord droit de la face inférieure du foie. Ne pourrait-on pas agrandir l'aire lumineuse par l'insufflation du colon ? » Henri Béclère, en 1910, dans sa thèse pressentait le rôle que viendrait jouer cette méthode jointe à la réplétion gazeuse de l'estomac pour l'examen du foie.

Desternes et Baudon, dans leur rapport au congrès de l'Association française pour l'avancement des sciences, Le Havre juillet 1914, résumaient les règles de la technique de l'exploration de la face inférieure du foie :

1° EXAMEN EN DÉCUBITUS DORSAL, suivi de l'examen en station debout :

2° RÉPLÉTION GAZEUSE DE L'ESTOMAC AVEC INSUFFLATION RECTALE DU COLON TRANSVERSE.

La face supérieure et la face inférieure du foie sont ainsi entourées d'une zone claire qui va permettre de l'explorer par la radioscopie et la radiographie.

L'estomac insufflé montre la face inférieure du lobe gauche ; puis, prolongeant la clarté gastrique, à partir du bord droit des corps vertébraux, le colon transverse insufflé, illumine la face inférieure du lobe droit ainsi que la pointe. Nous avons ainsi sous les yeux la silhouette complète du foie. Nous pourrons donc en étudier sa forme, ses dimensions à l'état normal et à l'état pathologique, sa situation, son mouvement.

ANATOMIE RADIOLOGIQUE DU FOIE

L'image radiologique du foie a une forme triangulaire dont l'angle supérieur droit aurait été arrondi.

Elle comprend donc trois faces et trois angles :

La face supérieure, recouverte par le diaphragme est convexe à droite, en rapport avec la base du poumon. Elle devient transversale sur la ligne médiane et légèrement à gauche où elle forme comme un piedestal au cœur. L'ombre cardiaque empiète d'autant plus sur l'ombre sous-jacente que le ventricule droit est hypertrophié.

La face externe, légèrement convexe, vient doubler intérieurement l'ombre de la paroi de l'hypochondre contre laquelle elle est intimement appliquée.

La face inférieure, la plus longue, est rectiligne, obliquement dirigée de haut en bas et de gauche à droite. Elle surplombe l'estomac, le pylore, le duodénum, la partie droite du colon transverse et par l'intermédiaire du mésocolon transverse la masse du grêle. En arrière, elle est en rapport avec le rein.

L'angle inférieur est généralement très aigu. Nous l'appellerons la « *pointe du foie* ». Il est à deux travers de doigt environ au dessus de la crête iliaque.

L'angle supérieur droit est arrondi pour former avec la paroi costale qui vient le rejoindre le sinus costo-diaphragmatique.

L'angle supérieur gauche est peu visible à la radioscopie. Il se présente comme un coin à sommet arrondi s'insinuant dans l'angle interne que forment en haut le diaphragme surmonté de l'ombre cardiaque et la chambre à air gastrique en bas.

MENSURATION RADIOLOGIQUE DU FOIE

L'étude de la mensuration radiologique du foie n'a été jusqu'ici abordé par aucun auteur. A peine trouve-t-on signalé dans la thèse d'Henri Béclère, la hauteur du sommet de la coupole diaphragmatique par rapport à la pointe des sinus. Ce travail nous a paru intéressant pour la clinique.

La méthode orthodiographique, est la base de toute mensuration radiologique.

Normalement lorsque l'on examine un sujet en radioscopie, le faisceau de rayons X émané d'un point va en divergeant et projette une ombre agrandie. Cet agrandissement sera d'autant plus marqué que la distance anticathode-écran est moindre et pour une même distance que le sujet s'éloigne de l'écran et se rapproche de l'ampoule. Mais, si réduisant l'ouverture du diaphragme à un point ou mieux grâce à un croisillon, nous n'utilisons que le rayon normal et mobilisant l'ampoule, nous promenons ce rayon normal tangentiellement aux bords du corps à examiner, au lieu d'une projection conique, nous aurons une projection orthogonale. Marquant au crayon sur le verre la course du rayon normal, nous obtiendrons ainsi une image vraie sans déformation.

La *téléradiographie* permet aussi d'obtenir cette image sur la plaque. De même que les rayons solaires, quoique divergents à leur origine, arrivent à la terre comme des rayons parallèles du fait de la distance d'émission, de même si nous éloignons de plus en plus la source de rayons X du malade à radiographier, il arrivera une distance, 1^m50 à 2 mètres, à laquelle les rayons auront perdu leur obliquité et étant presque parallèles donneront sur la plaque une image dont les dimensions correspondraient à peu près à celles de l'organe radiographié.

C'est grâce à cette méthode, que Vaquez et Bordet ont procédé à la mensuration du cœur et de l'aorte dans leur travail si remarquable.

Nous avons tenté de l'appliquer pour la radiométrie du foie. Sans doute les résultats et les conclusions cliniques en sont moins importants. Il est quand même intéressant et plus scientifique d'adjoindre aux qualificatifs des chiffres qui permettent de juger du volume du foie et d'en suivre les variations au cours d'états pathologiques.

QUELS POINTS DE REPÈRE ALLONS-NOUS PRENDRE POUR PROCÉDER A LA MENSURATION DU FOIE ?

Ces points de repère doivent présenter un certain nombre de caractères. Il faut qu'ils soient d'une visibilité parfaite, telle que leur détermination ne puisse prêter à confusion. Ils doivent être fixes, leur siège ne variant pas suivant certains états physiologiques et pathologiques, pour que nous puissions les retrouver exactement d'un examen à l'autre. Par les mesures qu'ils permettent d'obtenir ils doivent remplir un double but : confirmer celles que la clinique a pu fournir, donner la dimension de diamètres qui échappent aux autres moyens d'investigation.

Si nous nous reportons à l'anatomie descriptive, nous voyons qu'elle étudie les dimensions du foie d'après les trois principaux diamètres.

Le diamètre transversal maximum ou longueur du foie,

allant de l'extrémité droite à l'extrémité gauche (moyenne 28 cent. variations de 22 cent. à 37 cent.).

Le diamètre antéro-postérieur maximum ou largeur du foie (moyenne 17 cent., variation de 15 cent. à 22 cent.).

Le diamètre vertical, hauteur ou épaisseur du foie, mesuré au point le plus saillant du lobe droit (moyenne 8 cent. variation de 5 à 11 cent.).

Nous avons tenté de prendre les mêmes procédés pour la mensuration radiologique du foie.

D'abord le diamètre antéro-postérieur est impossible à mesurer. On ne peut déterminer la limite exacte du bord postérieur du foie, indissociable radiologiquement de la paroi postérieure de l'abdomen et des organes qui y sont appendus. D'ailleurs toute augmentation de ce diamètre se traduit par une voussure de l'hypochondre droit que nous pouvons mesurer extérieurement en comparaison avec l'hypochondre gauche.

Pour le diamètre transversal, la même difficulté va se présenter. Si la face supérieure et inférieure du lobe droit ainsi que la pointe sont bien visibles, il n'en est pas de même du lobe gauche. Il va se perdre dans l'ombre du cœur au niveau de la ligne du diaphragme. Son extrémité est impossible à préciser. De plus, elle ne présente pas une fixité suffisante pour être prise comme point de repère. Suivant le degré de réplétion gazeuse de la poche à air gastrique, le lobe gauche est plus ou moins refoulé en haut et en dedans ; son bord inférieur primitivement oblique tend à se rapprocher de la verticale. Nous avons noté des écarts de plus de 4 cent. dans la détermination du siège de son extrémité, chez un même sujet normal, d'un examen à l'autre.

Pour la mensuration du diamètre vertical nous ne pouvons prendre comme point de repère la pointe des sinus. Leur siège est trop variable physiologiquement et pathologiquement. Tel sujet déplisse mieux ses sinus qu'un autre. L'état des sinus costo-diaphragmatiques est trop sujet aux déformations

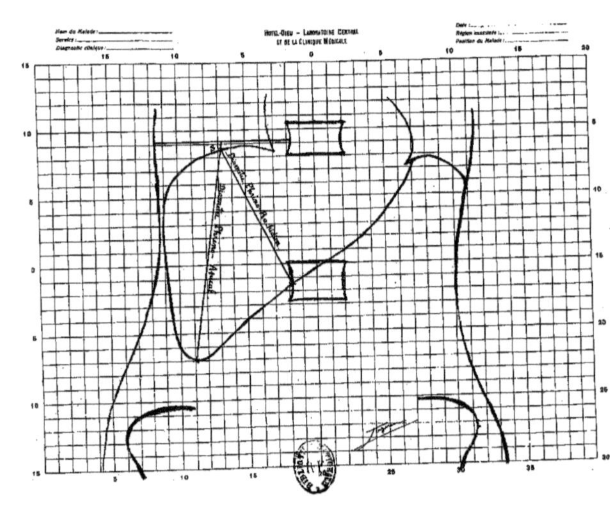

Nom du Malade :
Service :
Diagnostic clinique :
HOTEL-DIEU — LABORATOIRE CENTRAL
ET DE LA CLINIQUE MÉDICALE
Date :
Région auscultée :
Position du Malade :
Diamètre Phréno-hépatique
Diamètre Pleuro-Apexal

que laissent les lésions pleurales. D'autre part, le sinus phréno-péricardique droit est variable avec la forme de l'oreillette droite et l'état pathologique du cœur droit. Le profil de l'oreillette droite constitue le côté vertical du sinus. A l'état normal, ce sinus forme un angle aigu. Que l'oreillette droite dilatée vienne à bomber dans la plage pulmonaire droite, l'angle devient droit ou obtus et la pointe du sinus est déviée à droite.

Le sommet du sinus costo-diaphragmatique ne peut nous servir qu'à tracer une ligne rejoignant la pointe du foie. Or cette ligne correspond à la zone où le foie entre en contact intime avec la paroi costale sur la ligne axillaire. La percussion donne ce diamètre. Les mesures comparatives, obtenues soit par elle, soit par la radiométrie, fournissent les mêmes chiffres : 10 à 12 cent. sur la ligne axillaire. Les deux méthodes viennent donc se contrôler et se confirmer.

Diamètres Radiologiques pour la mensuration de l'Ombre Hépatique

Nous avons adopté la technique suivante pour mensurer le foie. Ces mesures ne correspondent pas aux diamètres anatomiques. Nous avons pris comme points de repère une série de points osseux qui entourent l'ombre hépatique. Ces mesures présentent ainsi un caractère de fixité qui nous a permis, après un certain nombre de mensurations, d'établir les diamètres radiologiques normaux, d'étudier les variations de forme au cours de certains états pathologiques.

Traçant une ligne droite horizontale légèrement au dessus du diaphragme droit et dont les extrémités aboutissent en dedans, au bord droit des corps vertébraux, en dehors, à la paroi costale, nous abaissons du milieu de cette ligne une perpendiculaire qui va rencontrer le diaphragme, généralement

2

au niveau de son maximum de convexité. L'intersection de cette verticale et du diaphragme va constituer notre point de repère supérieur S. Ce point est beaucoup plus fixe que celui que nous aurions pu obtenir en prenant l'équidistance entre les sommets des sinus costo et cardio-diaphragmatiques. De S, nous abaissons une première ligne qui rejoint le point inférieur I, situé à la pointe du foie. Nous avons ainsi un *diamètre* que nous appellerons DIAMÈTRE PHRÉNO-APICAL. Il correspond généralement à ce que les anatomistes appellent la hauteur du foie, ligne joignant le point culminant du dôme hépatique à la pointe. La hauteur vraie pour les radiologistes serait la distance entre deux plans horizontaux tangents à la face supérieure et à la pointe du foie.

Du point S, nous abaissons une deuxième ligne qui rejoint le bord inférieur du foie au point où ce bord croise le bord droit des corps vertébraux, point R. Nous l'appellerons DIAMÈTRE PHRÉNO-RACHIDIEN. Cette ligne est généralement perpendiculaire au bord inférieur. Ce diamètre donne une idée de l'épaisseur de la partie moyenne du foie.

Deux causes d'erreur peuvent en vicier la mesure. A la suite d'une insufflation un peu abondante, le colon transverse, refoule en haut le bord inférieur, et le foie a tendance à basculer en arrière. Par suite de ce changement de statique son épaisseur diminue. Nous en avons fait l'expérience, à mesure que la réplétion gazeuse du transverse augmentait, le diamètre phréno-rachidien diminuait progressivement de 2 cent.

En outre, il importe que le malade soit à jeun et l'estomac vide, sinon son ombre vient s'ajouter à celle du foie et augmente faussement son diamètre. En présence d'une ombre qui bombe à la face inférieure du foie au niveau de la colonne vertébrale, il est nécessaire de faire un tubage d'estomac pour l'identifier et la faire disparaître souvent.

Diamètres radiologiques normaux

Par une série de mensurations sur des sujets adultes normaux nous avons constaté que :

Le diamètre phréno-apical *mesure en moyenne 15 cent. avec des variations de 14 cent. à 16 cent. 1/2.*

Le diamètre phréno-rachidien : *11 cent. en moyenne ; variations : de 9 cent. à 12 cent.*

Nous avons cherché à voir si ces variations étaient en rapport avec la taille, le poids, l'âge du sujet. Les résultats obtenus sont tellement inconstants qu'ils ne permettent pas d'établir un tableau comparatif.

Chez la femme, en général, nous avons constaté une ombre hépatique plus petite. Le diamètre phréno-rachidien est diminué d'une façon constante, d'environ deux centimètres au dessous de la moyenne.

Comparaison entre les Diamètres anatomiques et les Diamètres radiologiques du Foie

Dans quelques cas où la visibilité du lobe gauche était suffisante, nous avons procédé à la mesure du diamètre transversal maximum des anatomistes, en prenant les mêmes points de repère « de l'extrémité droite à l'extrémité gauche ». Nous avons obtenu de 20 à 23 cent. au maximum. Si on compare ces chiffres avec ceux que donne l'anatomie : 28 cent. en moyenne avec une variation de 22 à 37 cent., d'après Poirier, l'écart entre les deux moyennes est de plus de 6 cent.

Si nous comparons d'autre part le diamètre vertical des anatomistes, mesuré « au plus saillant du lobe droit » avec le diamètre radiologique phréno-apical, pris dans les mêmes conditions, le premier mesure, d'après Poirier, 8 cent. en moyenne avec une variation de 5 cent. à 11 cent., le second atteint 11 cent. de moyenne avec une variation de 9 cent. à 12 cent. Inversement, nous avons un écart de 3 cent.

Ces divergences sont dues à ce que les diamètres anatomiques sont pris sur le cadavre, sur l'organe mort. La forme du foie sur la table d'autopsie n'est plus celle du foie vivant. Vide de sang, il s'aplatit, son diamètre transversal augmente, pendant que son épaisseur diminue.

La mensuration anatomique ne nous donne pas les dimensions réelles, physiologiques. On comprend ainsi la valeur de la mensuration radiologique du foie.

	ANATOMIQUE	RADIOLOGIQUE
Diamètre transversal . .	28 cent.	21 cent. 5
Diamètre vertical	8 cent.	11 cent.

MENSURATION DU FOIE AU COURS D'AFFECTIONS QUI AUGMENTENT
SON VOLUME SANS EN DÉFORMER LA SURFACE

Tels sont les deux diamètres que nous avons adoptés dans la pratique courante pour la mensuration de l'ombre hépatique.

Dans l'observation que nous publions, ils nous ont permis de suivre chez une malade présentant des accidents asystoliques marqués particulièrement du côté du foie, les variations de volume de cette glande puis sa régression sous l'influence du traitement digitalique.

Au cours de la cirrhose atrophique de Laënnec, il est souvent difficile d'étudier le foie ratatiné sous le gril costal. L'ascite en gêne l'exploration, particulièrement la palpation de son bord inférieur. L'insufflation du colon secoure la clinique ; en montrant le bord inférieur du foie que l'on peut dessiner sur la peau, elle permet de voir le degré d'atrophie de cet organe.

Le calque orthodiagraphique relatif à l'observation donne une diminution marquée des deux diamètres. Diam. SI = 11. Diam. SR = 7.

Chez les tuberculeux on constate le plus souvent une atrophie du foie.

Dans la cirrhose de Hanot, la cirrhose hypertrophique des goutteux et des dyspeptiques, des diabétiques.

Dans l'observation de cirrhose hypertrophique alcoolique (type Hanot et Gilbert) dont nous donnons la radiographie, les deux diamètres hépatiques étaient très augmentés :

$$Diam. \ SI = 19$$
$$Diam. \ SR = 14$$

En plus des déformations qu'elle imprime à la surface du foie (sillons, étranglements : foie ficelé) la syphilis peut déterminer une hypertrophie considérable de cet organe. Chez une malade atteinte de syphilis hépatique dont le professeur Gilbert a bien voulu nous communiquer l'observation, l'hypertrophie du lobe droit était telle que le diamètre phréno-apical mesurait 22 cent.

Souvent à leur début, le cancer primitif, les abcès, les kystes hydatiques siégeant au centre du foie n'en déforment pas les faces ; mais ils se traduisent à la radioscopie par une augmentation de l'ombre hépatique. Le renseignement quoique général pourra être utile à la clinique, venant s'ajouter aux autres symptômes cliniques de ces affections.

Mesure de l'Aire du Foie

Il peut être utile de calculer la surface de l'ombre hépatique, si on veut en étudier les variations minimes, par exemple au cours d'état physiologique comme la digestion.

Trois méthodes sont surtout employées pour mesurer l'aire d'une figure plane irrégulière.

1º La méthode de réduction à des figures planes régulières, qui consiste à décomposer la figure proposée en une série de trapèzes, triangles, approximativement réguliers; à calculer par les procédés géométriques ordinaires l'aire de chacun d'eux, puis en faire la somme.

Ce procédé n'est rigoureusement exact qu'à la condition de multiplier les divisions, ce qui le rend long et fastidieux.

2º La méthode de la pesée consiste à décalquer la figure sur une feuille métallique mince d'épaisseur constante dans toutes ses parties et d'y découper la surface correspondante à cette figure. On pèse la feuille ainsi obtenue : sachant le poids d'un centimètre carré, on a par simple division le nombre de centimètres carrés qu'elle renferme.

3º La méthode du planimètre est la plus pratique.

Le planimètre d'Amsler est une réglette à deux branches articulées. L'une d'elle se fixe par une de ses extrémités munies d'une pointe à un plan sur lequel repose le graphique à mesurer. La seconde présente à son extrémité une pointe avec laquelle on suit le contour de la figure. Une molette graduée qui roule sur le plan donne la surface de la figure en centimètres carrés, quand on a fini de contourner la figure dans le sens des aiguilles d'une montre et qu'on est revenu au point de départ.

C'est à l'aide de cet instrument que la surface de l'ombre hépatique a été mesurée en limitant la silhouette au bord gauche des corps vertébraux, à cause du manque de visibilité de l'extrémité du lobe gauche.

La moyenne des résultats chez des sujets normaux est de 145 cm². Les variations sont assez marquées allant de 125 cm² à 165 cm².

ÉTUDE DE LA FORME DU FOIE

Grâce à l'insufflation du colon transverse l'image entière du foie se présente à la vue.

L'on peut ainsi juger déjà sur le vivant de sa forme et des différents types qu'il peut présenter.

Le foie plat dont les deux diamètres surtout le diamètre phréno-rachidien sont diminués.

Dans le type bombé, où la convexité hépatique est très accentuée, c'est uniquement le diamètre phréno-apical qui est augmenté. On note l'écart entre les deux diamètres. Le bord antéro-inférieur du lobe droit est quelquefois légèrement incurvé en bas. La pointe est très aiguë. Le type s'observe surtout chez la femme et semble dû à l'étroitesse congénitale de la base de la cage thoracique ou à la compression exercée par le corset.

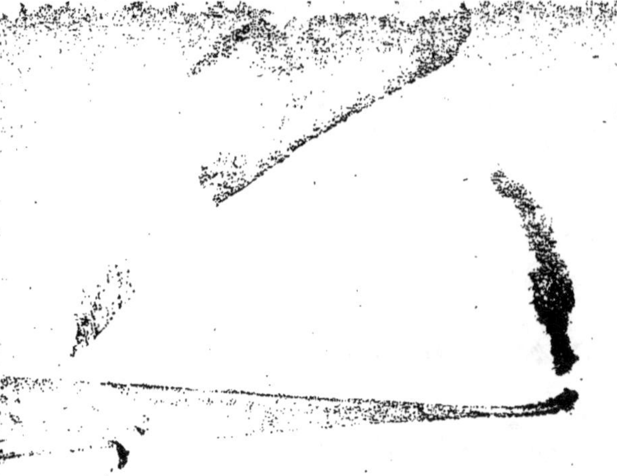

SITUATION ET MOBILITÉ DU FOIE
AU COURS D'ÉTAT PATHOLOGIQUE

Le foie est un organe relativement fixe grâce aux vaisseaux et aux ligaments péritonéaux qui l'unissent intimement au diaphragme et aux parois de l'abdomen.

La veine cave à elle seule peut déjà supporter cette glande volumineuse. Le ligament palciforme limite les mouvements de latéralité. Le lobe droit par son poids aurait tendance à faire basculer tout le foie à droite. Le ligament coronaire, véritable ligament suspenseur, maintient la convexité hépatique en contact intime avec le diaphragme.

En plus des mouvements d'abaissement et d'ascension que lui communique le diaphragme dans l'inspiration et l'expiration, le foie présente physiologiquement une série de mouvements dans sa loge autour de ses moyens de fixité. Il s'abaisse dans la station debout. La réplétion gazeuse de la chambre à air gastrique relève son lobe gauche. L'insufflation rectale du colon tend à relever son bord antérieur et à basculer tout le foie en arrière en rétroversion.

Par suite d'influences pathologiques, le foie peut être ptosé et n'être plus en contact avec la coupole diaphragmatique, c'est l'hépatoptose. Dans la plupart des observations elle coïncide avec une ptose d'autres organes de l'abdomen et avec une faible musculature de la sangle abdominale. L'hépa-

toptose se compliqué généralement d'ectopie sous diaphragmatique de l'intestin. C'est surtout le colon transverse qui
vient se loger entre la face supérieure du foie et le diaphragme.

Béclère, dans une observation des plus instructives, en
rapporta le premier cas en 1899 à la Société médicale des
Hôpitaux. Chez un jeune homme, présentant une expectoration purulente, l'ectopie sous-diaphragmatique du colon fit
porter à l'aspect radioscopique le diagnostic d'abcés gazeux
sous-phénique en communication avec les bronches. A l'autopsie, on constata l'ectopie du gros intestin, puis à la base
gauche une vieille pleurésie diaphragmatique post-pneumo-
nique, cause de l'expectoration.

En présence d'une zône claire séparant le diaphragme droit
du foie, le diagnostic se pose entre un abcès gazeux sous-
phénique ou une ectopie du colon. Différents procédés radiologiques permettent maintenant de trancher la difficulté. Dans
le cas d'ectopie, l'insufflation du colon agrandit la zone claire
sous-phrénique, et le lavement baryté donne le tracé du colon
transverse. La collection gazeuse sous-diaphragmatique n'est
pas modifiée par ses deux examens qui montrent de plus le
colon en situation normale.

Ce n'est qu'après avoir éliminé le diagnostic d'ectopie de
l'intestin que l'on pourra pratiquer le procédé d'Achard pour
différencier les abcès de la face supérieure du foie et certaines
pleurésies purulentes de la base droite se manifestant par des
symtômes analogues. Le Dr Achard fait une ponction évacua-
trice puis réinjecte de l'air stérilisé par la même aiguille.
L'examen radioscopique montre une zone gazeuse surmontée
d'une ligne convexe dans le cas d'abcès sous-phrénique. Le
niveau du liquide est d'ailleurs horizontal et fluctuant à la
succussion sous les rayons. Souvent en cas de pleurésie
l'examen radioscopique en décubitus modifie l'aspect de
l'épanchement en l'étalant, si les adhérences ne le cloisonne,

pas, et permet ainsi de faire le diagnostic sans avoir recours au procédé d'Achard, douleureux et dangereux.

Chilaïditi présenta en décembre 1918 à la société de radiologie trois cas d'ectopie de l'intestin au dessus du foie ptosé chez des malades présentant une splanchnoptose générale. Desternes et Baudon en observent deux cas.

A la suite de l'insufflation rectale du colon, nous avons observé deux cas d'ectopie du colon chez des malades de la consultation du professeur Gilbert. Chez l'un le colon transverse passait en avant du bord inférieur du foie et venait s'interposer entre la face supérieure et le diaphragme, uniquement en station debout. En décubitus, le colon reprenait sa situation normale. Chez la seconde malade, après l'insufflation, l'angle droit du colon s'insinuait entre la paroi de l'hypochondre et la face externe du foie qu'elle séparait d'une bande claire. Le foie était basculé transversalement, le lobe droit en bas, le lobe gauche en haut, le bord inférieur presque vertical. A un examen suivant nous n'avons plus retrouvé le même aspect.

Chez ces deux malades on trouvait des signes de ptose d'autres organes. La seconde présentait une ptose rénale bien nette à la palpation.

Il semble que l'on puisse classer les ectopies sous-diaphragmatiques, du colon en deux classes : les ectopies passagères, qui disparaissent dans les changements de position et d'un examen à l'autre ; les ectopies fixes ou par suite d'adhérences inflammatoires le colon ne revient plus dans sa situation normale.

La situation du foie peut être modifiée par toutes les causes pathologiques qui déterminent une augmentation de pression sur l'une ou l'autre de ses faces. Les épanchements pleuraux droit, suivant leur abondance, abaissent plus ou moins le diaphragme droit et le foie. Chez un blessé allemand, atteint d'un éclat d'obus dans le poumon droit, un pneumothorax à soupape avait produit une telle surpression que les organes du médiastin étaient rejetés dans le champ pulmonaire gauche, le foie abaissé à plus de un travers de main. Le diaphragme droit, comme le constata à l'écran le professeur Lecène ne présentait plus une convexité mais une profonde concavité avec disparition compèlte des sinus. Inversement, toutes les tumeurs et épanchement de l'abdomen : ascite, utérus gravide, kyste de l'ovaire, tumeur du pancréas refouleront le foie en haut et diminueront d'autant la hauteur des plages pulmonaires, principalement à droite.

. Ce refoulement se produit moins au niveau du centre phrénique que de chaque côté au niveau des convexités diaphragmatiques. On a ainsi l'aspect suivant : le cœur a l'air d'être enfoui, étouffé entre les deux hemi-diaphragmes surélevés.

Dans l'inversion du foie, dont les observations sont assez rares, (celle de Aubourg, Ronneau, Desternes et Baudon) l'insufflation du colon permet d'étudier sa transposition ainsi que la situation des autres viscères par rapport à lui.

ÉTUDE DES AFFECTIONS
QUI DÉFORMENT LA SURFACE DU FOIE

En dehors des affections qui frappent le foie d'atrophie ou d'hypertrophie, il en est d'autres qui déforment plus ou moins ses faces, comme le kyste hydatique, l'abcès du foie, le cancer et la syphilis hépatique.

L'exploration radiologique est d'un grand secours pour découvrir ces tumeurs et en localiser le siège.

Tumeurs de la Face supérieure du Foie

La face supérieure, diaphragmatique, échappe complètement aux moyens d'investigation clinique. Il faut que les tumeurs arrivent à un degré de développement tel qu'elles entrent en contact avec la paroi thoracique et la déforment pour être décelables à la palpation et à la percussion. L'examen radioscopique en révèle l'existence dès leur début. Toutes les tumeurs superficielles de la face supérieure du foie déformeront la convexité de la ligne du diaphragme droit et apparaîtront nettement sur le champ pulmonaire droit. Il ne faut pas s'en tenir à l'examen de la silhouette du diaphragme, mais explorer par des rayons obliques ses versants antérieur et postérieur. On risquerait de laisser échapper des tumeurs dont le relief ne dépasse pas le sommet de la convexité phrénique. Le dispositif de Dausset et Patt pour la rotation de l'ampoule à 26°5 peut servir à cette étude. La plupart des appareillages ne permettent pas l'inclinaison de l'ampoule. Une manœuvre très simple facilite cette exploration. Le malade, face à l'écran, n'a qu'à incliner le thorax en avant pour que le rayon balaie le versant postérieur du diaphragme, penchant le corps en arrière le versant antérieur apparaît. Faisant faire ce double mouvement sous les rayons, c'est tout le dôme phréno-hépatique qui se déroule sous les yeux. Dans l'observation 20, radiographie n° XII, cette manœuvre nous a permis de localiser les deux soulèvements en dôme à la partie toute antérieure de la convexité hépatique : ce n'est que dans l'exténsion forcée du tronc qu'ils étaient visibles jusqu'à leur base.

C'est aussi ce procédé qui a permis pendant la guerre de faire la localisation anatomique de projectiles se projetant dans l'ombre hépatique alors qu'en réalité, ils se trouvaient dans la languette pulmonaire de cul-de-sac costo-diaphrag-matique.

Ces tumeurs, en plus des déformations qu'elles impriment au diaphragme, arrivent par leur développement à le refouler dans le thorax, effacent les sinus. L'expansion diaphragma-tique droite est diminuée, souvent même nulle. L'ombre cardiaque peut être déviée à gauche.

Nous n'insistons pas sur les caractères des différentes tumeurs de la face supérieure du foie. Elles sortent du cadre de notre travail et ont été parfaitement étudiées.

Tumeurs de la face inférieure du foie

Grâce à l'insufflation colique et à la réplétion gazeuse gastrique, la face inférieure va se détacher sur une zone claire aussi nettement que la face supérieure. Toutes les tumeurs qui déformeront sa silhouette apparaîtront aussi distinctement. Leur diagnostic en sera quand même beaucoup plus difficile. De nombreux organes entrent en rapport avec cette face et peuvent être le point de départ de tumeurs dont l'ombre vient s'ajouter à celle du foie sans lui appartenir.

Il importe donc d'étudier le plus possible leurs caractères, préciser leur forme, leur siège, leur rapport, leur mobilité vis à vis des organes voisins, la déformation de leur image à la palpation sous les rayons et dans les changements de position, leur sensibilité.

Kyste Hydatique du Foie

Alors qu'à la face supérieure du foie, le kyste se révèle à l'examen radioscopique sous forme d'un soulèvement en mosquée, en dôme, son aspect est un peu différent à la face inférieure. Sa base d'implantation apparaît plus étalée et se raccorde insensiblement avec la surface du foie, d'autant plus que le kyste est moins superficiel. Selon la comparaison du professeur Gilbert, en voyant la radiographie III, la tumeur ressemble à un plafonnier suspendu à la face inférieure.

Le caractère presque pathognomonique du kyste hydatique, quel que soit le siège, c'est sa forme convexe et la netteté du contour de son ombre. « L'image est celle d'un arc de cercle, d'une circonférence plus ou moins complète mais régulière, comme tracée au compas », disent Desternes et Baudon.

Quelquefois le kyste hydatique peut avoir un contour polycyclique lorsqu'il est multiloculaire.

Béclère, au Congrès d'Amsterdam, cite un cas où la tumeur formait à la face inférieure une saillie anormale irrégulièrement polycyclique.

Desternes rapporte une observation d'un kyste hydatique de la face inférieure du foie opéré par Pozzi et où le contour de la tumeur présentait trois courbes,

La radiographie XII de V... montre à la face supérieure deux soulèvements en dôme qui empiètent l'un sur l'autre et donnent ainsi l'aspect polycyclique.

Le diagnostic sera donc difficile avec certaines formes de larcinomes ou de syphilis.

La palpation sous les rayons peut donner quelques renseignements. Le kyste hydatique, lorsqu'il est peu développé ou entouré d'une lame épaisse de tissu hépatique, ne présente aucune mobilité à la palpation. Il donne une sensation de dureté à la palpation. On ne peut ni déplacer la tumeur, ni modifier le contour de ses parois. Lorsque le kyste, en se développant, déborde largement la face inférieure du foie et évolue dans l'abdomen, il donne à la palpation une sensation intermédiaire entre la dureté d'une tumeur cancéreuse ou syphilitique et l'empâtement que présente un abcès de même volume.

Lorsque le kyste siège en dessous du lobe droit, c'est là qu'il est le plus nettement visible. Son ombre n'est pas doublée par celle des corps vertébraux. Il importe de faire le diagnostic avec la vésicule biliaire hypertrophiée. Son siège antérieur, sa forme sphérique en poire, sa base d'implantion peu étendue et nettement détachée de la surface hépatique, la faible densité de son ombre, sa mobilité et sa sensibilité à la palpation sous les rayons, permettent de reconnaître l'ombre de la vésicule.

Lorsqu'on observe sur la ligne médiane une ombre circulaire qui bombe en dessous du lobe gauche, il faut tuber le malade pour être sûr que son estomac est vide, puis adjoindre à l'insufflation colique la réplétion gazeuse gastrique. Rien ne ressemble plus à une tumeur que l'estomac légèrement rempli de liquide. Le transverse insufflé vient s'appliquer contre la face inférieure du foie. L'ombre régulièrement circulaire de la grande courbure simule celle de la poche hydatique. Cet aspect est fréquent et peut être une cause d'erreur. Après le tubage, il est préférable de procéder à l'insufflation gastrique qui rend plus visible la limite de la tumeur dont l'ombre est moins nette par suite de la projection des corps vertébraux.

L'exploration radiologique est des plus importante pour localiser et même faire le diagnostic précoce du kyste hydatique. Souvent les signes radiologiques devancent ceux que donnent la clinique et les autres méthodes d'investigation. La réaction de Weinberg peut n'être positive que bien après l'apparition de la tumeur aux rayons X. Tant que la membrane kystique est imperméable, il n'y a aucune réaction humorale de l'organisme. Elle n'a de valeur que positive.

Sur la radiographie III du malade P..., on voit l'image caractéristique d'un kyste hydatique alors que la réaction de Weinberg faite à l'Institut Pasteur par Weinberg lui-même est jusqu'à présent négative.

Abcès du Foie

L'abcès, lorsqu'il déforme la surface du foie, donne une ombre moins circulaire que celle du kyste hydatique. Ses limites sont beaucoup moins régulièrement tracées par suite des adhérences inflammatoires qui rétractent sa poche et estompent l'ombre de ses parois.

A la face supérieure l'abcès se traduit par un certain nombre de caractères : refoulement du diaphragme droit dans le thorax, effacement des sinus, abolition de l'expansion diaphragmatique soit par réflexe douloureux, soit par suite d'adhérences inflammatoires, fréquence d'un léger épanchement pleural qui obscurcit les sinus et estompe la ligne du diaphragme.

A la face inférieure du foie, l'abcès au début présente un aspect analogue à celui du kyste hydatique. Lorsqu'il a acquis un développement notable il fait un relief marqué, ses caractères permettent de le différencier radiologiquement. Il est plus étalé. Ses contours sont moins nets, des adhérences peu-vent les déformer. Sa forme varie dans les changements de position. Sa convexité augmente dans la station debout, la tumeur bombe. davantage. De plus, à la palpation sous les rayons, on peut déformer plus ou moins ses contours. On a une double sensation de fluctuation et par la vue et par le toucher. De toutes les tumeurs, l'abcès est le plus douloureux au palper.

Les symptômes cliniques : début brusque, évolution, la fièvre à grandes oscillations, la dysenterie dans les antécé-dents ; les analyses de laboratoires : formule leucocytaire du Dʳ Léger, la réaction de Weinberg négative, viendront con-firmer les signes radiologiques et permettront de faire un dia-gnostic précis.

Cancer du Foie

Le cancer primitif est rare. C'est une tumeur unique, mas-sive, généralement centrale : cancer en amande. Il se traduit radiologiquement par une hypertrophie générale, sans qu'il soit possible de distinguer nettement l'ombre plus dense de la tumeur au milieu de celle du foie.

Le cancer secondaire, beaucoup plus fréquent, se présente sous forme de tumeurs multiples souvent superficielles qui donneront à l'examen radiologique un aspect polycyclique. Il est souvent difficile de les différencier des tumeurs syphili-tiques. A la face inférieure du lobe droit leur ombre peut prêter à confusion avec la vésicule biliaire.

Dans l'observation 9 du malade T..., opéré par le professeur Hartmann, la tumeur néoplasique de la face inférieure du foie, secondaire à un cancer du pancréas, nous offrait une déformation régulière, en dôme, analogue à celle du kyste hydatique.

3

Chaque fois que l'aspect de l'ombre hépatique éveille l'idée d'un néoplasme, il faudra procéder à un examen radiologique des organes dépendant de la veine porte, particulièrement de l'estomac et du colon, pour rechercher celui qui en est le siège primitif.

SYPHILIS DU FOIE

La syphilis hépatique peut se présenter sous différentes formes. Elle peut se traduire simplement par une hypertrophie ou une atrophie suivant le mode de réaction de la cellule hépatique et du tissu conjonctif qui l'entoure.

Mais, en plus elle s'accompagne souvent d'altération de sa forme. Elle creuse à sa surface des sillons « *foie ficelé* », qui peuvent apparaître aux rayons sous formes d'encoches.

L'observation 10 du malade du professeur Gilbert nous montre un cas de foie syphilitique avec hypertrophie généralisée et une encoche sur sa face antéro-externe bien nette au niveau de la ligne axillaire.

La tumeur gommeuse peut se développer sur l'une de ses faces et donner aux rayons X une déformation analogue à celle des tumeurs néoplasiques ou une bosselure aussi régulière que celle du kyste hydatique. Rien ne permet radiologiquement de les différencier.

Béclère présenta au Congrès d'Amsterdam une observation où cet aspect avait fait porter le diagnostic de kyste hydatique. L'opération montra une tumeur solide dont la nature syphilitique fut prouvée par le traitement mercuriel.

A la face inférieure du foie elles atteignent rarement le volume ordinaire des kystes hydatiques. Lorsqu'elles siègent sous le lobe droit, leur diagnostic est quelquefois difficile à faire avec la vésicule biliaire hypertrophiée.

L'étude radiologique des différentes affections qui déforment la surface du foie ne permet pas, comme nous venons de le voir, d'assigner un aspect particulier à chacune d'elles. Les caractères radiologiques des tumeurs ne sont pas assez spécifiques, même ceux du kyste hydatique, pour permettre de porter d'emblée un diagnostic et d'attribuer leur déformation à telle ou telle affection; ecchynococcose, néoplasme, syphilis.

Le rôle du radiologiste est d'indiquer le siège de ces tumeurs, sur quel organe elles sont développées, leur forme, leur mobilité, leur consistance, leur adhérence avec les viscères voisins; renseignements qui souvent échappent aux autres procédés d'investigation. Après avoir décrit les caractères physiques et déduit les conclusions qui en découlent, le radiologiste doit adopter une très grande prudence dans l'interprétation étiologique et n'émettre que des présomptions.

Ce n'est qu'en joignant les résultats radiologiques à ceux de la clinique et du laboratoire que le diagnostic sera posé avec certitude.

ROLE DE L'INSUFFLATION DU COLON TRANSVERSE POUR LA RECHERCHE DES CALCULS BILIAIRES

Béclère le premier exposa en 1909 à la Société de Radiologie médicale de Paris un ensemble de règles pour la recherche des calculs biliaires. Sa technique était si complète, si précise, que depuis plus de dix ans, elle reste employée dans la plupart des laboratoires de Radiologie. D'autres méthodes sont venues s'adjoindre à elle, la compléter sans la remplacer.

MÉTHODE DE BÉCLÈRE

Nous en résumerons les règles que le Dr Colombier a exposées en détails précis dans sa thèse sur l'exploration radiologique des voies biliaires :

1° *Préparation du malade par un purgatif léger*, de préférence végétal, la veille de l'examen. Il viendra à jeun le matin.

2° *La plaque au niveau du rebord chondro-costal droit.* L'écran renforçateur comprimant même cette région pour être plus rapprochée de la vésicule et avoir une image plus nette.

3° *Le malade en décubitus dorsal, la plaque au dessus, l'am=*

poule au dessous de la table radiologique. Un examen radioscopique préalable permet de centrer la région vésiculaire pour pouvoir localiser la radiographie. La position de Beck, le malade en décubitus ventral sur la plaque, l'ampoule au dessus, ne permet pas ce centrage radioscopique, elle est souvent très douloureuse.

4º *Distension gazeuse de l'estomac.* Au moyen de la potion de Rivière ou mieux la potion de Tonnet dont le dégagement de gaz est beaucoup plus considérable par rapport à la quantité de liquide ingérée.

I. — Solution Alcaline

Bicarbonate de potasse.	100 gr
Sirop simple du Codex	100 gr
Eau distillée	500 cc

II. — Solution Acide

Acide citrique.	133 gr
Sirop de Timon	130 gr
Eau distillée q. s. p.	500 cc
Potion de Tonnet.	

20 centimètres cubes de chaque solution.

L'insufflation de l'estomac peut être faite directement au moyen d'un tube de Faucher et d'une soufflerie de thermocautère. Cette méthode est systématiquement employée dans le service du professeur Hartmann. Après l'ingestion du repas de carottes la veille, le tube de Faucher qui a servi le lendemain au lavage de l'estomac, sert à l'insufflation immédiatement avant qu'on le retire.

5º *Radiographie en apnée complète.* Le moindre mouvement respiratoire mobilisant le foie et la vésicule peut rendre invisibles ou flous des corps qui déjà, par leur composition chimique, ont peu le pouvoir d'absorber des rayons et de porter ainsi une ombre derrière eux. Les appareillages modernes et l'emploi d'écrans renforçateurs permettent de faire des instantanés rapides.

6° *Emploi d'une ampoule donnant le degré 8 au radio-chromomètre de Benoist.* La plupart des radiologistes prennent des rayons 7 Benoist en raison de la grande perméabilité des calculs.

7° *Limitation du faisceau de Rayons X à la region vésiculaire au moyen d'un diaphragme ou du localisateur.* Une partie des rayons secondaires est éliminée, l'image est plus nette.

L'antidiffuseur de Mazo nous a donné d'excellents résultats pour la radiographie de calcul du rein. Nous allons l'employer pour la radiographie de calcul du foie quoique son emploi soit difficile avec la méthode de Béclère.

Depuis, d'autres méthodes ont été présentées, en particulier par des radiologistes américains.

MÉTHODE DE CASE

Ce radiologiste adopte comme règles : le décubitus ventral (Position de Beck) la plaque sous la région vésiculaire ; l'ampoule au dessus, inclinée de façon à raser la face inférieure du foie. Il exagère l'ensellure lombaire par des coussins sous les clavicules et les genoux. Ses rayons sont très mous, 4, 5 ou 6 Benoist.

MÉTHODE DE PFAHLER

Ce dernier couche aussi son malade le ventre sur la plaque, les bras relevés au dessus de la tête, le thorax infléchi latéralement à gauche sans rotation de manière à agrandir l'espace entre les dernières côtes droites et la crête illiaque. Il se sert de rayons 6 à 7 Benoist et déconseille l'emploi d'écrans renforçateurs qui nuisent à la netteté de l'image. Une première radiographie est prise, l'ampoule inclinée de manière que son rayon normal passe tangentiellement au bord inferieur du foie ; puis une seconde, le rayon normal tombant perpendiculairement à la plaque en passant au niveau de la 12e côte. Pour les calculs faiblement minéralisés il pratique l'insufflation de l'estomac et du gros intestin et place le patient dans le décubitus dorsal l'ampoule sous la table, la plaque sur l'hypochondre droit. C'est un retour aux méthodes de Béclère et de Ledoux-Lebard. Il termine souvent l'examen par la prise d'un cliché après un lavement de bismuth. Nous ne voyons pas l'utilité de cette dernière technique. L'examen des clichés de calculs biliaires que nous avons pris, le premier directement, sans artifice, le second après lavement baryté, montre que ces calculs ne sont pas plus visibles sur le troisième, au contraire. Comme à l'insufflation colique, nous lui ferons le reproche de repousser, *en décubitus dorsal,* la vésicule et les calculs sous l'ombre du foie et des côtes.

Méthode de Ledoux-Lebard et Maingot

Ces deux radiologistes adoptent la technique de Béclère mais ils pratiquent l'insufflation du colon à la place de la réplétion gazeuse de l'estomac. Le malade est placé en décubitus dorsal, la plaque sous le dos, l'ampoule au dessus de la table, le localisateur comprimant la région vésiculaire à l'aide du ballon de caoutchouc. Ledoux-Lebard fait une seconde radiographie en station debout, après ingestion d'une bouillie de bismuth dont le poids abaisse l'estomac et le pylore et dégage ainsi la face inférieure du foie et la région vésiculaire.

La situation de la vésicule biliaire est assez variable. Elle se projette tantôt sur la 1re ou 2e portion du duodénum, tantôt sur le bord droit ou la partie supérieure du pylore. L'insufflation de l'estomac n'entoure donc pas complètement la convexité de la vésicule ; elle borde seulement sa paroi gauche. Au contraire la plupart des radiographies prises après insufflation du colon dans les cas de cholécistite, nous montrent l'anse droite du transverse encadrant complètement le fond de la vésicule. Il semble donc plus logique si l'on veut entourer d'une zone claire la région vésiculaire pour y rechercher des calculs, d'avoir recours plutôt à la méthode de Ledoux-Lebard et Maingot. On peut d'ailleurs associer les deux réplétions gazeuses, gastrique et colique.

L'utilité d'entourer la vésicule d'une zone gazeuse pour l'exploration radiologique de la lithiase biliaire n'est pas admise par tous les médecins. Gosset prétend que cette méthode diminuerait la visibilité des calculs.

Bien des radiologistes n'ont-ils-pas remarqué que si la présence de gaz recouvrant des os épais comme les vertèbres les rendait plus visibles, au contraire pour des os minces faiblement calcifiés comme les côtes, leurs contours se dessinaient moins nettement au niveau de la poche gazeuse qu'au niveau de l'ombre grise du reste de l'abdomen. Au niveau de ces zones claires il semble y avoir un halo, produit probablement par rayonnement secondaire.

Les radiographies relatives à un cas de calcul biliaire obtenues par différentes méthodes semblent prouver l'opinion de Gosset. La déformation du pylore chez un malade venu pour un examen radiologique d'estomac nous avait fait soupçonner une lithiase biliaire. Le premier cliché a été pris selon la méthode de Béclère mais sans réplétion gazeuse de l'estomac. Nous avons obtenu l'image d'un calcul qui se projette à un travers de doigt en dessous du rebord des fausses côtes. Le second cliché a été pris après insufflation du colon sans que le malade ni l'ampoule aient changé de place après la prise du premier cliché. Nous voyons le calcul remonté de plus de deux travers de doigt, son ombre recouverte par celle des côtes et du foie. Le colon rempli d'air peut ainsi refouler la vésicule sous le foie et mélangeant leur ombre rend moins visible la présence des calculs. Pratiquant d'emblée cette méthode, avec un calcul moins chargé de sels de chaux il aurait pu passer inaperçu.

L'étude de ces deux radiographies va nous permettre de tirer un renseignement utile que nous fournit l'insufflation. En présence de la première radiographie, on peut se demander si nous sommes en présence d'un calcul biliaire ou d'un calcul du rein droit. L'ombre appartient aussi bien à la région vésiculaire qu'à celle du bassinet.

Déjà la forme du calcul aide au diagnostic : de contours irréguliers coraliformes et d'ombre homogène dans la lithiase rénale ; ovalaire ou à facette, l'aspect en anneau, la périphérie de l'ombre plus foncée, dans la lithiase vésiculaire.

Le procédé d'Albert Weill est classique : reprenant un deuxième cliché mais la plaque sous la région lombaire, l'ampoule au dessus de la table avec la même distance d'anti-cathode-plaque que pour la première radiographie : dans le cas d'un calcul biliaire l'image sera agrandie du fait de son éloignement de la plaque ; dans le cas d'un calcul rénal, son rapprochement, sa proximité de la plaque donnera une image plus petite.

La stéréoradiographie montre aux yeux la situation des calculs.

Déjà le second cliché avait permis de faire le diagnostic de calcul biliaire. Nous voyons que l'insufflation a amené une ascension notable du calcul. S'il avait été dans le rein il n'aurait pas été déplacé.

L'insufflation du gros intestin peut donc contribuer à identifier les calculs biliaires des calculs du rein droit. Il importe qu'elle soit pratiquée aussitôt après la première radiographie et que la seconde radiographie soit prise sans que le malade ni l'ampoule aient changé de place.

L'insufflation joue donc un rôle dans la technique radiologique pour la recherche et le diagnostic des calculs biliaires. Il ne faut pas s'en tenir à une seule méthode. Il importe de les associer comme le font Ledoux-Lebard, Pfahler. Chacun donnera des renseignements utiles. Une ombre de calcul qui était invisible par une technique apparaîtra par une autre technique.

Si certains radiologistes américains Case et Pfahler ont obtenu de nombreuses radiographies de calculs biliaires et une statistique si élevée 30 à 50 %, ces résultats ne sont pas tant dus à la supériorité de leur méthode, bien peu différente des méthodes françaises, qu'à l'exploration radiologique systématique de tous les malades soupçonnés de lithiase biliaire. En France les cas évidemment nombreux où la radiologie, surtout à ses débuts, ne montrait pas les calculs que le chirurgien trouvait ensuite, ont fait croire que leur présence échappait toujours aux rayons X. La majorité des praticiens s'en tient aux symptômes cliniques de la lithiase biliaire et n'envoie qu'exceptionnellement aux radiologistes les malades soupçonnés de lithiase. La composition chimique des calculs explique les recherches si souvent infructueuses de la radiographie. Trois corps entrent dans leur constitution soit isolés, soit associés : la cholestérine, les pigments biliaires, les sels de chaux. La cholestérine qui en est l'élément principal, est complètement transparente aux rayons X, mais elle est rarement à l'état pur : une faible quantité de sels de chaux ou de pigment biliaire vient atténuer sa transparence et noyer sa clarté dans l'ombre des tissus mous environnants. Pour que les calculs apparaissent à la radiographie il faut que les sels de chaux opaques aux rayons X entrent en proportion suffisante dans leur composition ou formant une couche stratifiée autour du noyau de cholestérine.

Au cours de l'année dernière sur dix calculs que nous avaient apportés des médecins et chirurgiens, en les examinant à travers une double épaisseur de peau humaine, sept ne révélaient leur présence ni par une ombre ni par une zone claire.

Gosset et Quénu, à la séance de la Société de chirurgie du 11 février 1914 insistent sur la nécessité de recourir plus souvent qu'on ne l'a fait jusqu'ici à la radiographie des calculs biliaires. L'emploi de plusieurs méthodes, le perfectionnement des appareillages permettent de déceler plus souvent leur présence. Malgré tout, le plus grand nombre échappera à l'investigation radiologique et comme le disent Béclère et Pfahler : d'un résultat négatif, on ne doit pas conclure à l'absence de calcul.

ROLE DE L'INSUFFLATION DU COLON TRANSVERSE DANS L'EXPLORATION DE LA VÉSICULE BILIAIRE

Si la radiologie est souvent muette dans la recherche des calculs biliaires, elle devient le meilleur moyen d'investigation pour l'étude de la vésicule biliaire et l'insufflation colique va en constituer la principale méthode d'exploration.

La vésicule biliaire, réservoir membraneux piriforme est logée à la face inférieure du foie, dans la fossette cystique, entre le lobe carré en dedans et le lobe droit en dehors. Sa face supérieure adhère au foie. Le fond, extrémité arrondie, libre, fait une légère saillie au niveau de l'échancrure cystique. Ce point correspond à l'extrémité du dixième cartilage costal. Six ou douze centimètres de la ligne médiane, à l'intersection du bord externe du muscle grand droit avec le rebord costal. Sa face inférieure, recouverte par le péritoine, est en rapport : en avant avec la partie droite du colon transverse auquel elle est reliée par un repli péritonéal, le ligament cystico-colique ; en arrière avec la partie supérieure du pylore, la première ou parfois la deuxième portion du duodénum. Ces rapports sont utiles à se représenter pour comprendre les troubles et les symptômes qui traduisent l'inflammation de la vésicule biliaire. L'axe de la vésicule est dirigé d'arrière en avant et incliné de haut en bas, parallèlement au plan de la face inférieure du foie. Le fond en représente la partie la plus antérieure et la plus déclive.

A l'état normal, la face inférieure du foie, après insufflation du colon apparaît, à l'écran régulièrement rectiligne, oblique de bas en haut, de droite à gauche. Si, par suite d'inflammation ou de retention biliaire, la vésicule s'hypertrophie, son fond déborde l'échancrure cystique. A l'examen radioscopique elle forme une ombre régulièrement circulaire qui fait une saillie, plus ou moins marquée, en dessous du bord inférieur. La partie droite du colon insufflé au lieu de dessiner une bande claire à peu près rectiligne décrit une courbe qui encadre le fond de la vésicule. Souvent l'ombre vésiculaire empiète sur la clarté du colon.

Nous n'avons pas obtenu d'image radioscopique ou radiographique aussi complète avec l'insufflation de l'estomac. La région pylorique borde seulement la paroi gauche de la vésicule. Pour que tout son pourtour soit entouré par la clarté gastrique, il faut que les adhérences inflammatoires la rétractent vers la petite courbure. Ces cas sont rares. Généralement la vésicule hypertrophiée évolue en bas plutôt qu'en dedans et vient se buter dans le colon transverse. C'est donc plus justement à lui que revient le rôle d'en éclairer les limites.

L'on peut d'ailleurs associer la réplétion gazeuse gastrique à l'insufflation colique. Chez un malade dont la vésicule hypertrophiée mais rétractée en dedans voyait son ombre masquée en partie par celle des corps vertébraux, l'insufflation gastrique faite secondairement rejeta à droite l'ombre vésiculaire et la rendit entièrement visible.

Il importe de n'insuffler que juste la quantité d'air suffisante à la visibilité du bord inférieur du foie afin de ne pas aplatir et refouler la vésicule sous le foie par la distension complète du colon, surtout dans les cas de cholécystites récentes où les parois ont encore leur souplesse.

Nous avons observé un cas où la vésicule, facilement perceptible à la palpation, était invisible à la radioscopie après insufflation. Examinant la malade une demi-heure après, la plus grande partie de l'air était évacuée et son ombre apparaissait nettement. Une trop grande clarté du colon crée comme un halo et peut faire disparaître les contours et l'ombre vésiculaire.

L'examen de la radiographie XIV de Mme Ch. nous offre un exemple : A droite on voit l'ombre du sein au niveau de l'ombre hépatique alors qu'à gauche elle est complètement effacée par la trop grande luminosité de l'estomac et du colon. Cependant l'ombre d'un sein est plus dense que celle de la vésicule.

UNE FOIS L'INSUFFLATION DU COLON PRATIQUÉE SOUS LES RAYONS, DANS QUELLE POSITION DOIT-ON EN FAIRE L'EXAMEN RADIOSCOPIQUE ET RADIOGRAPHIQUE ?

Souvent l'on se contente, surtout en radioscopie, du décubitus dorsal. Chez des malades présentant une vésicule hypertrophiée bien perceptible à la palpation nous avons cherché la position dans laquelle elle apparaissait le mieux. Plusieurs fois alors que dans le décubitus dorsal aucune ombre ne dépassait le bord inférieur du foie, dans le décubitus abdominal l'image de la vésicule devenait visible. En station debout elle était encore plus saillante. La cause de cette différence d'aspect est simple : étant donné la direction de la vésicule, la pesanteur fait refluer la bile vers le col dont l'ombre est noyée dans celle du foie ; le fond est vide, ne fait plus saillie et ne dessine plus son ombre. Au contraire dans la station debout où en décubitus ventral la bile distend le fond et la rend d'autant plus visible.

Les deux radiographies VII que nous publions sont relatives à l'un de ces cas. Après la première, prise le malade couché sur le dos, nous allions conclure que la vésicule n'était pas hypertrophiée, lorsque le deuxième cliché pris, le ventre sur la plaque nous en montra l'ombre large et saillante. Examinant ce malade en radioscopie nous avons pu reproduire sous nos yeux plusieurs fois ce changement d'aspect en passant du décubitus dorsal à la station debout.

De même que pour tout examen radiologique d'estomac, d'intestin, souvent même du thorax il faut varier les positions, de même, l'exploration radiologique de la vésicule biliaire doit être fait :

1° *En décubitus dorsal.*
2° *En station debout.*
3° *En décubitus ventral.*

Cette dernière position, spéciale uniquement à la radiographie, fait partie de la technique de Pfahler et Case. Son emploi est particulièrement préconisé par Henri Beclère.

En présence d'une telle ombre il faudra l'identifier. Son siège, sa proximité de la face antérieure de l'abdomen, sa forme arrondie plus ou moins saillante suivant le degré d'hypertrophie, sont en faveur de sa nature vésiculaire. L'ombre d'un kyste hydatique ou d'un abcès, si elle est aussi arrondie, est au contraire plus étalée. Le cancer et les tumeurs syphilitiques, lorsqu'ils avoisinent la région vésiculaire, peuvent donner une ombre tellement analogue qu'il est quelquefois difficile de la différencier de celle d'un vésicule. Il faut adopter une très grande prudence dans leur interprétation. Le diagnostic ne sera porté qu'en associant aux résultats radiologiques ceux que fournissent la clinique et les examens du laboratoire.

L'image de la vésicule vue et fixée, le radiologiste doit rechercher encore si cette vésicule hypertrophiée ne comprime pas les organes voisins, si l'inflammation de ses parois n'a pas

*amené la formation d'adhérences qui brident ou rétractent
ces organes (Pericholécystite).*

Nous avons vu les rapports presque immédiats de la vésicule avec le pylore et le duodénum d'une part, avec le colon transverse d'autre part. C'est à l'examen de ces organes que le radiologiste devra procéder. Après l'insufflation du colon on pratiquera le repas et le lavement barytés.

L'examen d'estomac portera particulièrement sur la région duodéno-pylorique : situation du pylore par rapport à la colonne lombaire et au foie, aspect, mode et temps d'évacuation. Le pylore est généralement dévié à droite à plusieurs centimètres du bord droit des corps vertébraux, rétracté en haut sous le foie dont il suit les mouvements respiratoires, c'est l' « *hepato-fixation* » de Pfahler et Case. La première portion du duodénum, l'angle sous-hépatique quelquefois la partie supéro-externe de la deuxième portion sont déformés, souvent invisibles par suite de la compression de la vésicule ; cependant, la baryte passe dans la troisième portion et dans le grêle. L'évacuation gastrique n'est pas retardée dans beaucoup de cas, mais ce caractère n'est pas aussi absolu que l'admettent Pfahler et Case. Nombreuses sont les observations où les adhérences inflammatoires vésiculo-duodénales avaient amené une sténose serrée du pylore, analogue à celle de l'ulcère.

A l'examen du colon, l'angle hépatique est attiré en haut vers le foie et en dedans vers la colonne lombaire. La station debout ne modifie pas cet aspect alors que, normalement dans cette position, l'angle colique droit s'abaisse toujours et se replie sur lui-même. Les adhérences vésiculo-coliques, la rétraction inflammatoire du ligament cystico-colique fixent le colon en situation haute sous le foie.

En réalité ce n'est pas l'angle hépatique lui-même qui est rétracté mais la partie droite du colon transverse qui, attiré en haut et en dedans par les adhérences, se coude à ce niveau créant un faux angle sous-hépatique.

Dans la pratique, l'inverse plutôt se produit. C'est un malade souffrant de troubles dyspeptiques, venu pour un examen radiologique d'estomac ou d'intestin, chez lequel la présence des signes décrits précédemment fait penser à une cholécystite. L'exploration de la vésicule est ainsi pratiquée secondairement.

Nous voyons le rôle important que joue l'insufflation rectale du colon dans l'exploration des voies biliaires. Une seule méthode est impuissante à en faire l'étude. Il importe de les associer presque toutes lorsqu'un malade est soupçonné de cholécystite ou de cholélithiase. Voici l'ordre dans lequel nous utilisons les différentes techniques :

Premier jour :

1ʳᵉ radiographie : *décubitus abdominal.* Ventre sur la plaque, ampoule au dessus, coussins sous les clavicules et les genoux.

2ᵉ radiographie : *décubitus dorsal.*

3ᵉ radiographie : *décubitus dorsal après insufflation colique* quelquefois gastrique, pratiquée immédiatement après la 2ᵉ radiographie, sans que le malade aie bougé de la table. Examen radioscopique après.

Deuxième jour :

Examen radioscopique de l'estomac et l'intestin après ingestion et lavement de baryte, suivi d'une radiographie en station debout.

En présence d'un calcul, une nouvelle radiographie est prise, la plaque sous la région lombaire, l'ampoule au dessus, comme pour un rein, afin de reconnaître son origine.

4

ÉTUDE RADIOLOGIQUE DE LA RATE

ANATOMIE RADIOLOGIQUE DE LA RATE ET DE LA LOGE SPLÉNIQUE

Au cours de l'insufflation, la partie supérieure du colon descendant monte verticalement sous forme d'une bande claire, le long de la paroi de l'hypochondre, puis se coude pour devenir le colon transverse. Ce dernier redescend verticalement formant un angle très aigu avec le colon descendant. C'est l'angle splénique. A l'écran les deux branches apparaissent accolées l'une à l'autre en canon de fusil, souvent même elles se recouvrent en partie. On peut dissocier leur image par un examen oblique ou par la palpation.

La situation topographique de l'angle splénique nous a semblé intéressante à étudier. A l'insufflation, cet angle nous apparaît comme une poche lumineuse à paroi supérieure arrondie qui vient s'accoler en haut avec la ligne mince du diaphragme, en dedans avec la chambre à air gastrique. Souvent examinant des sujets normaux, sans aucune préparation, nous avons constaté sous le diaphragme gauche deux globes lumineux séparés par une mince cloison, l'une la chambre gastrique en dedans, l'autre l'angle splénique du colon en dehors.

Comment expliquer cet aspect que nous trouvons directement chez des sujets normaux, alors que les anatomistes nous enseignent que le colon ne remonte jamais jusqu'au sommet de la coupole diaphragmatique gauche, mais se réfléchit au niveau de l'extrémité inférieure de la rate au point d'insertion des ligaments phréno et spléno-colique ?

Il se peut que la présence d'air à ce niveau fasse que le colon, au lieu de se couder au niveau de l'insertion des ligaments, se réfléchisse beaucoup plus haut. L'extrémité gauche du transverse, sous l'influence de l'air qui s'y trouve normalement ou par insufflation, tend à s'élever au dessus des viscères, s'insinuant entre la grande courbure de l'estomac et de la rate. Il continue ainsi la direction verticale du colon descendant et arrive au contact de la coupole diaphragmatique pour se couder à ce niveau.

Jonnesco et Charpy, dans le traité d'anatomie de Poirier, avaient remarqué cette disposition : « souvent une portion de l'anse gauche du transverse se replie au dessus de l'angle splénique et forme un faux angle qui se distingue par l'absence du ligament suspenseur. » L'aérocolie semble être la cause de cette disposition. Quelquefois, même en l'absence de gaz, on voit le colon après un lavement baryté, remonter jusqu'au diaphragme.

A l'état normal la loge splénique est invisible. La clarté du colon descendant borde intimement l'ombre de la paroi thoracique. Rien n'apparaît entre les deux. La rate normale se présente de profil et mélange son ombre mince à celle de la paroi. Ce n'est qu'à l'état pathologique qu'elle devient visible.

Nous allons prendre un cas d'hypertrophie moyenne pour étudier l'image radiologique de la rate et en même temps la loge splénique.

L'ombre de la rate a une forme triangulaire comprise entre

le gril costal en dehors, l'estomac et le colon en dedans. Elle présente trois faces et trois angles. La face supéro-externe, convexe, est en rapport avec la paroi costale et avec le diaphragme au niveau du sinus costo-diaphragmatique. La face supéro-interne, légèrement concave, est en rapport avec l'estomac, particulièrement avec la chambre à air gastrique. La face inférieure, plane, est en rapport avec l'angle splénique du colon. L'angle supérieur très aigu s'insinue dans l'angle externe formé par le diaphragme et la poche à air gastrique; en regard, dans l'angle interne se trouve l'extrémité du lobe gauche du foie. La poche à air gastrique sépare ainsi les deux loges splénique et hépathique. L'angle inférieur, très aigu également, se glisse entre la paroi abdominale et le colon descendant. L'angle interne obtus correspond à l'angle que forme le colon avec la grande courbure de l'estomac. Les rapports de la rate avec les organes qui l'entourent nous montrent la constitution de la loge splénique.

TECHNIQUE DE L'EXPLORATION DE LA RATE

Quelle méthode le radiologiste doit-il employer pour explorer la loge splénique ?

Il est classique, pour déceler l'ombre de la rate, de pratiquer la réplétion gazeuse de l'estomac au moyen de la potion de Rivière. Toute ombre qui vient s'interposer entre la partie supérieure de la grande courbure et la paroi costo-diaphragmatique est interprétée comme due à une hypertrophie de la rate ou à une collection de la loge splénique. Dans la majorité des cas, cette interprétation est exacte.

Cette technique est incomplète; elle présente quelquefois des erreurs et ne nous donne pas toujours une image complète de la rate. Au cours d'examens radioscopiques, nous avons quelquefois observé entre la poche à air gastrique et la paroi costo-diaphragmatique, une ombre diffuse qui ressemblait à la rate. Après un lavement évacuateur, cette ombre n'était plus visible. Chez des malades constipés, la stase des matières à l'extrémité de l'angle gauche du colon transverse, forme une ombre trompeuse.

Par l'insufflation gazeuse de l'estomac, nous ne voyons que la partie supérieure de la face interne de la rate. Dans les cas d'hypertrophie marquée ou de collection abondante de la loge splénique, l'estomac est refoulé vers la ligne médiane et l'ombre splénique se continue sans démarcation en bas avec l'ombre grise uniforme de l'abdomen. Il devient impossible de marquer la limite inférieure de la rate ou de cette collection.

La véritable méthode d'exploration de la rate résulte logiquement de ses rapports avec les organes qui l'entourent. Comme pour l'étude radiologique de tout organe qui projette une ombre, il importe de faire ressortir cette ombre par contraste, soit en accentuant l'ombre périphérique au moyen de la baryte ou du bismuth, soit en la bordant par une zone claire : insufflation d'air. Cette dernière technique est préférable pour l'examen de la loge splénique. La face externe de la rate est bien limitée et visible grâce à la clarté du sinus costo-diaphragmatique et à l'ombre mince du gril costal. Pour limiter la face supéro-interne gastrique, l'insufflation de l'estomac est utile. La luminosité de l'angle colique gauche éclaire la limite inférieure de la loge splénique.

La technique d'exploration de la rate consiste à pratiquer :

1° L'INSUFFLATION RECTALE DU COLON TRANSVERSE ;

2° L'INSUFFLATION GAZEUSE DE L'ESTOMAC AU MOYEN DE LA POTION DE TONNET.

Telles sont les règles que le professeur Nogier conseille.

Souvent, lorsque le colon remonte jusqu'au sommet du diaphragme, l'insufflation du gros intestin suffit dans les cas d'hypertrophie légère. La face abdominale de la rate est entièrement éclairée. La réplétion gazeuse de l'estomac devient ainsi inutile.

L'angle splénique du colon est solidaire de la rate, intimement lié à l'ombre de cet organe. Il la suit toujours dans ses déplacements. Même dans la station debout, sa fixité est remarquable, contrairement à l'angle sous-hépatique du colon qui, infidèle au foie, se replie sur lui-même pour se coucher dans la fosse iliaque interne. La ptose primitive de l'angle splénique a été rarement signalée. L'anatomie montre que le péritoine en passant de cet angle à la paroi thoraco-abdomimale forme le ligament phrénico-colique. C'est un repli péritonéal étendu horizontalement, de forme triangulaire; son bord externe pariétal s'insère sur les digitations costales du diaphragme. Son bord interne droit ou intestinal adhère à l'angle splénique. Son bord antérieur ou base est libre. Sa face supérieure, concave en haut, forme une sorte de nid de pigeon dans lequel repose l'extrémité inférieure de la rate *saccus lienalis*. Ce ligament suspend l'angle gauche du colon et sert de support ou de soutien à la rate (*sustentaculum lienis*). Quelquefois l'extrémité inférieure de la rate est unie au ligament phréno-colique par un petit repli péritonéal vertical : le ligament colico-splénique. Chaque fois que la rate hypertrophiée ou une collection de la loge splénique chercheront une expansion vers la partie inférieure et antérieure de l'abdomen, elles distendront ce ligament, l'abaisseront, et entraîneront avec eux le colon. Grâce à la clarté de ce dernier, il sera possible de voir leur limite antéro-inférieure, tandis que l'estomac rejeté en dedans marquera leur bord interne.

DIAGNOSTIC ENTRE L'HYPERTROPHIE DE LA RATE ET LES COLLECTIONS DE LA LOGE SPLÉNIQUE

Dans l'hypertrophie de la rate, l'image même exagérée de cet organe en conserve la forme triangulaire, ses bords et ses angles sont nets. Au contraire, les collections liquides de la loge splénique ont une forme arrondie qui ne ressemble pas à celle de la rate ; leurs limites sont estompées, floues et empiètent sur la clarté gastro-colique qui l'entoure.

En plus de ces caractères distinctifs, la rate hypertrophiée tend à évoluer vers l'abdomen en bas et en avant, rarement elle refoule le diaphragme gauche. Le sinus costo-diaphragmatique se déplisse bien à l'inspiration. L'expansion costo-diaphragmatique est normale.

Les épanchements de la loge splénique évoluent aussi vers l'abdomen, mais probablement bridés par les adhérences inflammables unissant les organes voisins, repoussent en haut, à partir d'un certain volume, le diaphragme dont le niveau est au dessus de celui du diaphragme gauche. Les sinus sont obscurcis ; l'expansion costo-diaphragmatique est diminuée ou supprimée par suite des phénomènes inflammatoires. Dans l'observation n° 18, de M. L..., le diaphragme gauche remontait à quatre travers de doigt au dessus du droit. Le cœur était basculé la point en l'air, le sinus complètement effacé, la ligne du diaphragme très estompée. Le diagnostic pouvait se poser avec un épanchement pleurétique gauche. La ponction et l'opération montrèrent qu'il s'agissait d'un vaste épanchement sanguin sous-phrénique. L'autopsie confirma l'absence de liquide dans la cavité pleurale.

MENSURATION DE LA RATE

La forme presque géométrique que présente l'ombre de la rate hypertrophiée, permet facilement de la mesurer. Nous traçons un premier diamètre qui réunit l'angle supérieur et l'angle inférieur. Sa direction est presque verticale ou légèrement oblique en bas et en dehors. Perpendiculairement à ce premier diamètre, nous en traçons un second transversal qui part de l'angle basal interne et va rejoindre le bord externe.

La mensuration de la rate présente moins de précision que celle du foie. La situation et la surface de l'ombre splénique sont très variables avec le degré de réplétion gazeuse de l'estomac et du colon. Au cours de l'insufflation nous avons constaté que l'ombre de la rate diminuait. Le colon et l'estomac insufflés tendent à la repousser en haut et en dehors vers sa loge normale. Alors que la rate hypertrophiée, en évoluant vers la partie antérieure de l'abdomen, se présente de plus en plus de face lorsqu'elle est refoulée vers la paroi latérale de l'hypochondre, elle se montre de profil et son image ainsi diminue de surface. Nous avons constaté ce déplacement en comparant les tracés obtenus sur la peau et par la palpation et par la radioscopie après insufflation. Il importe donc de n'injecter que juste la quantité d'air suffisante à la bonne visibilité.

Traçant ainsi l'image orthodiagraphique de la rate sur l'écran ou sur la peau même de la malade, il est possible de suivre les poussées d'hypertrophie ou sa régression au cours de différentes infections : tuberculose pulmonaire, leucémie, lymphadénie. Souvent chez des malades anémiques envoyés pour un examen pulmonaire radiologique, il est fréquent de trouver fortuitement une hypertrophie de la rate. Chez trois malades envoyés du service de la consultation, de médecine nous l'avons constaté dernièrement.

ROLE DE L'INSUFFLATION DU COLON DANS LE DIAGNOSTIC DIFFÉRENTIEL DES TUMEURS ABDOMINALES

Si nous suivons la progression de l'air au cours l'insufflation rectale du colon, nous voyons d'abord le rectum se remplir largement et éclairer tout le petit bassin ainsi que le détroit supérieur. Puis l'anse sigmoïde et le colon iliaque apparaissent. Une bande verticale légèrement incurvée en dedans dessine le colon descendant et remonte jusqu'au diaphragme à côté de la poche à air gastrique. Après un coude en canon de fusil, le colon transverse à gauche descend presque verticalement recouvrant en partie l'image du colon, à droite de la ligne médiane il redevient transversal éclairant la face inférieure du lobe droit. L'angle que forment les deux portions du transverse est plus ou moins aigu, suivant la position du sujet, le degré de réplétion de l'estomac, la laxité du mésocolon. L'angle hépatique du colon, mal soutenu par les ligaments, apparaît ensuite avec le colon ascendant et le cœcum en dessous de lui.

DIVISIONS TOPOGRAPHIQUES DE L'ABDOMEN INSUFFLÉ

Nous sommes loin de l'ombre uniforme de l'abdomen. Grâce à l'insufflation, les différentes loges de sa cavité nous apparaissent.

L'ÉTAGE SUS-MÉSOCOLIQUE : av.ec la *loge hépatique* à droite, la *loge splénique* accolée à l'intérieur de la paroi de l'hypochondre gauche. Entre les deux, l'estomac, dont l'image est obtenue soit par l'ingestion de baryte, soit par la réplétion gazeuse.

L'ÉTAGE SOUS-MÉSOCOLIQUE : Avec la loge ombilicale au centre, limitée au dessus par le colon transverse, latéralement par les colons ascendant et descendant, séparée du petit bassin par la clarté de l'anse sigmoïde et du rectum. Les fosses iliaques internes sont bordées en dedans par la lumière du cœcum à droite et du colon iliaque à gauche. La cavité du petit bassin est éclairée par la distension gazeuse de la partie terminale du colon.

Toutes les tumeurs, hypertrophies des organes ou collections d'une loge, déformeront la partie du colon qui les limite. Les tumeurs de la face inférieure du foie incurvent la partie droite du transverse. L'hypertrophie de la rate et les collections de la loge splénique refoulent en dedans le colon descendant ou abaisse l'angle spénique. Les abcès ossifluents du mal de Pott fusant dans les fosses iliaques repoussent en dedans le colon.

PALPATION SOUS LES RAYONS DE L'ABDOMEN INSUFFLÉ

Ces divisions topographiques qui apparaissent à l'écran vont être d'un grand secours pour compléter les renseignements de la clinique. La percussion comme la palpation nous donne des sensations aveugles. La percussion permet de reconnaître des zones sonores, des clapottéments ; il lui est difficile de les localiser. Elle ne peut par exemple préciser nettement si cette sonorité a pour siège l'estomac ou le gros intestin. La palpation fait sentir des indurations diverses, des empâtemeuts, mais elle ne peut nous dire à coup sûr sur quel organe ils siègent. A part le foie, la mobilité des organes abdominaux, les déplacements dont ils sont susceptibles par compression ou par adhérences rétractiles, permettent difficilement de leur assigner des limites topographiques bien nettes. L'estomac en est le plus bel exemple, tantôt au dessus des crêtes iliaques, souvent au dessous, quelquefois descendant jusqu'au pubis. Les reins et la rate quittent aussi facilement leur loge.

La palpation sous les rayons, alliant les moyens d'investigation clinique à ceux de la radiologie, permet l'exploration précise des viscères et grâce aux divisions topographiques qu'a marquées l'insufflation de situer exactement les sensations perçues par la vue et le palper se confrontant l'un l'autre. Elle permet d'étudier le degré de mobilité d'une grosseur par rapport au colon qui limite son ombre et aux organes voisins. La vue montre les déformations que la palpation imprime à ces parois. L'on peut ainsi avoir une idée du contenu d'une poche ou d'une tumeur. Bien souvent, grâce à elle, le médecin dirigeant à coup sûr la palpation sur l'image de l'organe qu'il veut examiner, localisera un point douloureux, découvrira une légère induration qui lui avait échappé à la palpation aveugle.

La palpation sous les rayons peut être pratiquée soit simultanément, avec la main ganté, avec un instrument, exceptionnellement avec la main nue. C'est la meilleure méthode, la vue et le palper s'aident et se complètent en même temps l'un l'autre. Elle peut être pratiquée consécutivement, soit qu'on marque d'un index ou d'un cercle à la peau le point suspect senti à la palpation et que l'examen radioscopique en montre ensuite la situation par rapport aux organes de l'abdomen, soit que l'on dessine sur la peau l'image du colon et des viscères et que l'on procède après à la palpation.

Méthodes de radio-diagnostic viscéral

Lorsque les tumeurs siègent au niveau d'une loge qui ne contient qu'un seul organe, comme la loge splénique ou la loge hépatique, l'insufflation du colon en traçant ses limites, en montre l'origine. Mais lorsqu'elles se développent dans une région contenant plusieurs viscères, celle de l'ombilic par exemple, la complexité de cette loge oblige d'associer tous les procédés d'investigation radiologique, de manière à explorer successivement les organes qui s'y trouvent et déceler celui qui en est le siège.

C'est dans ces cas que le radio-diagnostic viscéral est d'un grand secours pour le clinicien.

Tumeurs siégeant au niveau de la région ombilicale

I. TUMEURS SUS-MÉSOCOLIQUES

Le colon transverse insufflé limite le bord inférieur de leur ombre. Elles peuvent provenir soit du foie, de l'estomac, de la rate, soit des organes de la profondeur.

L'hypertrophie de la rate et les collections de la loge splénique sont bien séparées en dedans par l'angle splénique du colon et l'estomac insufflé.

Nous avons vu les caractères distinctifs des tumeurs de la face antérieure du foie, principalement leur mobilité avec cet organe. Cependant, lorsqu'une de ces tumeurs, au cours de son développement dans l'abdomen, arrive en contact avec la paroi antérieure et lui adhère, elle ne présente plus les mouvements d'ascension et d'abaissement du foie, et semble en être indépendante. Le radiologiste doit noter la fixation de la tumeur à la paroi ; il lui est difficile d'en déterminer l'origine. C'est cette particularité qui nous avait fait nous abstenir sur le point de départ de la tumeur du malade L... du service du professeur Hartmann. Le docteur Bergeret trouva à l'opération un kyste hydatique de la face inférieure du foie qui adhérait fortement à la paroi abdominale antérieure.

L'ingestion de baryte montre si cette tumeur appartient à l'estomac. On a dans ce cas un aspect lacunaire ou amputé dont les contours sont déchiquetés. Mais les parois gastriques, particulièrement la grande courbure, peuvent être déformées sans que la tumeur lui appartienne. Cette dernière peut venir de la profondeur, du pancréas, de l'aorte (observation 19, malade du docteur Parmentier) et soulever le bord inférieur de l'estomac pour se faire jour vers la partie antérieure de l'abdomen. La déformation est alors régulière, ne ressemblant pas à une zone lacunaire, les contractions la franchissent ; elle disparaît dans la position couchée avec l'ascension de l'estomac.

L'insufflation du transverse, au point où il croise la grande courbure de l'estomac, peut la comprimer et déterminer un faux étranglement qui donne à l'estomac l'aspect biloculaire. Nous l'avons observé plusieurs fois avec le docteur Parmentier. On remarquera au niveau de l'encoche suspecte, une zone plus claire qui représente la lumière du colon. Cet aspect qui peut être constant pendant toute la durée d'un examen, persiste rarement d'un jour à l'autre.

Les tumeurs, venues des organes de la profondeur, perceptibles à la palpation de la paroi antérieure à l'abdomen, perdent contact avec cette dernière après la réplétion gazeuse de l'estomac et du colon qui les refoule en arrière, à moins qu'il y ait des adhérences avec cette paroi.

II. Tumeurs sous-mésocoliques

Leur ombre est entièrement encadrée par les différentes portions du gros intestin qui la séparent en bas du petit bassin, en haut de la rate, de l'estomac et du foie. C'est cet aspect que nous voyons sur la radiographie XII de V...

Elle peut être superficielle et appartenir à la paroi de l'abdomen ou au grand épiploon qui la double intérieurement. Dans ce cas, en vue de profil ou en oblique antérieure, l'ombre se rattache à la paroi et ne s'étend pas dans la profondeur. La deuxième radiographie XIII du malade V... nous montre cet aspect.

Elle peut être profonde, développée aux dépens de l'intestin grêle (masse agglutinée par un processus fibreux de péritonite tuberculeuse). A l'ingestion de la baryte, l'aspect de la sténose du grêle et le retard de son évacuation, viendront à l'appui de cette hypothèse.

Si ce dernier examen ne révélait rien d'anormal, on pourrait penser à un kyste du mésentère. Ces derniers présentent une assez grande mobilité à la palpation sous les rayons. Nous croyons en avoir observé un cas chez Mlle L .. malade du docteur Parmentier.

L'anévrisme de l'aorte abdominale ne peut être supposé qu'après le diagnostic radiologique éliminatoire des tumeurs des autres organes voisins auxquels l'aorte peut communiquer ses battements. L'examen radioscopique de l'aorte thoracique, les signes physiques, principalement la sensation d'expansion à la palpation, la réaction de Wassermann viendront à l'appui de ce diagnostic.

On ne devra penser aussi aux tumeurs pancréatiques qu'en dernier lieu après le diagnostic éliminatoire des autres tumeurs. Les troubles qu'elle détermine sur les fonctions digestives et

les analyses des selles permettront surtout d'en faire le diagnostic.

Tumeurs siégeant
dans le flanc et la fosse iliaque gauche

Le lavement baryté révèlera les tumeurs néoplastiques et
les lésions tuberculeuses du colon.

Lorsque la grosseur perçue à la palpation peut faire hésiter
entre une rate hypertrophiée et une ptose rénale, comme le
cas se présentait chez une malade de la salle Sainte-Jeanne,
(service du professeur Gilbert), l'insufflation du colon met en
évidence l'ombre splénique et si l'on se trouve en présence
d'un rein, le refoulera dans la profondeur, le rendant moins
accessible à la palpation. Une radiographie d'ailleurs en
donnera son image.

Tumeurs siégeant dans le flanc et la fosse iliaque droite

Elles peuvent provenir du foie, du rein ou du colon. Nous
avons examiné les caractères des tumeurs hépatiques ainsi que
ceux de l'hypertrophie vésiculaire. La pointe du foie dans
certains cas d'hypertrophie peut descendre dans la fosse iliaque droite et à la palpation donner au début l'impression
d'un rein ptosé, comme le présentait Mme M... malade parti-
culière du professeur Gilbert observation 10. L'insufflation
du colon en montrant la face inférieure du foie, enlève toute
hésitation.

Le diagnostic est souvent beaucoup plus difficile à faire
entre une tumeur d'origine colique ou d'origine rénale.

Chez une malade de la salle Notre-Dame, le professeur
Hartmann avait fait le diagnostic de tumeur du cœcum, un
de ses assistants pensait à une ptose rénale. Le lavement
baryté confirma le premier diagnostic. A l'opération, le pro-

fesseur trouva une tuberculose hypertrophique du cœcum et du colon ascendant.

Chez un malade de la salle Saint-Charles, présentant dans la fosse iliaque droite une grosseur arrondie, lisse, immobile à la palpation, le docteur Parmentier porta le diagnostic de rein ptosé fixé par des adhérences à la fosse iliaque. Plusieurs de ses élèves pensaient à une tumeur du gros intestin. L'insufflation pratiquée montra l'intégrité du colon qui s'interposant devant le rein ne permit plus de le palper. Une radiographie montra l'ombre rénale au niveau de la fosse iliaque.

Tumeurs provenant du petit bassin

Lorsque les tumeurs du petit bassin gagnent par leur développement la cavité abdominale, l'insufflation du colon les encadre presque complètement, les séparant de l'étage sus-mésocolique et particulièrement de la face inférieure du foie (cas de la malade du docteur Bazy, observation 21 radiographie XIV). Elles ont un aspéct généralement arrondi. Leur ombre descend en bas en dessous du détroit supérieur où l'on ne voit plus la clarté du cœcum et de l'anse sigmoïde que la tumeur comprime ordinairement. A la palpation sous les rayons elles présentent une grande mobilité et sont indépendants des organes voisins.

Tels sont, dans une revue rapide, les renseignements que peuvent apporter à la clinique les différentes méthodes de radio-diagnostic viscéral et particulièrement l'insufflation rectale du colon pour l'étude des tumeurs abdominales.

OBSERVATIONS

<h2 style="text-align:center">Observation 1</h2>

Mme P..., 45 ans
Cuisinière

Service du Dr Caussade

Foie cardiaque

La malade entre à l'hôpital pour œdème des jambes, oppression et douleurs au côté droit.

H. M. — Crise de rhumatisme articulaire aigu à 14 ans. Nouvelles poussées à 18 ans et à 22 ans.

Fièvre typhoïde à 27 ans. A partir de 35 ans la malade aurait eu une série de crises de coliques hépatiques. Vers l'âge de 40 ans, elle remarque que le moindre effort l'oppresse et que ses jambes sont souvent enflées. Dans les moments de fatigue, elle éprouve dans le côté droit une douleur qui ne ressemble plus à celle des crises antérieures : « comme un barrement » d'après elle.

E. A. — La malade est très oppressée, œdème considérable des jambes.

Examen de l'abdomen. — OEdème des téguments abdominaux. A la palpation, le foie est douloureux, son bord inférieur descend à deux travers de doigt au dessous du rebord des fausses côtes au niveau de la ligne axillaire, il passe à un travers de doigt au dessus de l'ombilic.

La rate est perceptible à la palpation et à la percussion.

A l'examen pulmonaire. — Râles de congestion aux bases.

A l'examen du cœur. — La pointe du cœur est abaissée et déviée en dehors. La matité cardiaque est élargie. Les bruits du cœur sont précipités et irréguliers.

A la fin de son séjour à l'hôpital, le rythme du cœur devenu normal, on entend à l'auscultation un souffle rude à la pointe systolique, avec propagation dans l'aisselle.

Examen radiologique.

1° *Examen du cœur.* — L'ombre cardiaque est large, globuleuse, la pointe du cœur est arrondie, déviée en bas et en dehors, son angle de disparition d'environ 45° ; tous ces signes indiquent une hypertrophie du ventricule gauche. L'oreillette droite bombe largement dans la plage pulmonaire droite. En oblique antérieur droit à 60°, le tiers moyen de l'espace clair est obscurci par l'oreillette gauche dilatée dont l'ombre vient bomber contre les corps vertébraux.

2° *Examen de l'abdomen.* — A l'insufflation rectale du colon, on distingue l'ombre de la rate légèrement hypertrophiée. Le foie apparaît volumineux (orthodiagramme n° 1).

Les différents tracés de l'ombre hépatique que nous avons reportés sur un même calque permettent de suivre la régression de volume du foie sous l'influence du régime lacté, du traitement digitalique et du repos.

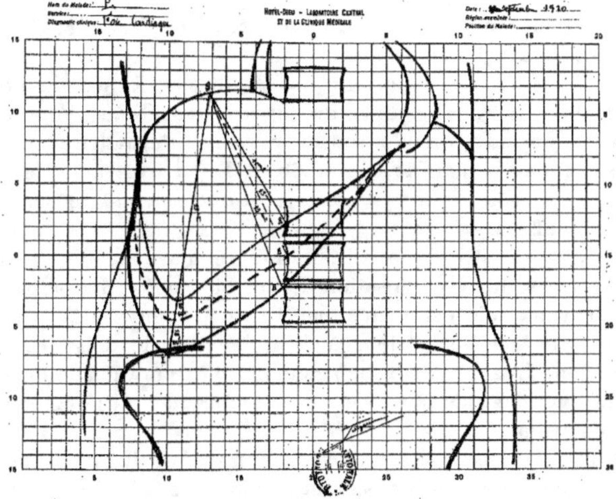

Nom du Malade :
Service :
Diagnostic clinique : Pôle Cardiaque
HOTEL-DIEU — LABORATOIRE CENTRAL
ET DE LA CLINIQUE MÉDICALE
Date : Septembre 1920
Région examinée :
Position du Malade :

Observation 2

M. R..., 48 ans
Garçon de café

Service du Dr Dalché

Cirrhose atrophique de Laënnec

Le malade entre à l'hôpital pour ascite considérable.

A. P. — Éthylisme professionnel.

H. M. — Très bien portant jusqu'à 45 ans, le malade a commencé à présenter des troubles digestifs qui se sont accentués progressivement : pituites, digestions douloureuses, pyrosis, alternative de diarrhée et de constipation. Il maigrit et s'affaiblit. Il y a trois mois le malade s'est aperçu que son ventre grossissait et que souvent le soir ses jambes étaient enflées.

E. A. — Ventre étalé. Circulation veineuse collatérale au niveau de la paroi. Ascite avec sensation de flot bien nette. La palpation du bord inférieur du foie est gênée par l'épanchement. A la percussion, on trouve son bord supérieur à trois travers de doigt en dessous du mamelon. L'ascite empêche également l'exploration de la rate.

Œdème des jambes. Teinte subictérique des téguments et des conjonctives.

Examen radiologique. A l'insufflation rectale du gros intestin on constate d'abord une ombre splénique marquée. L'image du foie apparait ensuite extrêmement réduite mais sans déformation. Les deux diamètres, phréno-apical et phréno-rachidien, sont très diminués.

Diam. phréno-apical : 11 cent.

Diam. phréno-rachidien : 7 cent.

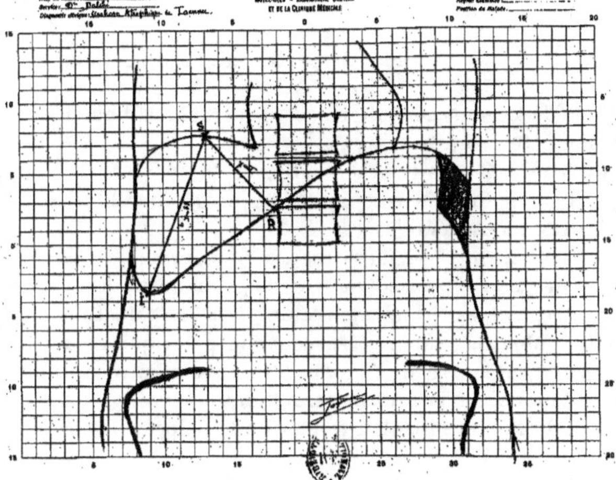

Observation 3

Mr X..., 49 ans
Militaire

Consultation de Médecine

Dr Jomier

Cirrhose hypertrophique alcoolique

Le malade vient consulter pour des troubles digestifs et des douleurs dans le côté droit.

Antécédents et signes d'éthylisme. Le docteur Jomier constate une hypertrophie du foie avec un syndrome d'hyperchlorhydrie.

Examen radiologique.

1° *Repas baryté.* — L'estomac a une forme en J dont la limite inférieure descend à trois travers de doigt en dessous des crêtes iliaques. Parois régulières; souples; indolores à la palpation sous les rayons. Point douloureux solaire. L'évacuation pylorique est normale.

2° *Insufflation rectale du colon transverse* montre une ombre hépatique très étendue, mais sans déformation; la pointe du foie descend au niveau de la crête iliaque. Douleur à la palpation sous les rayons.

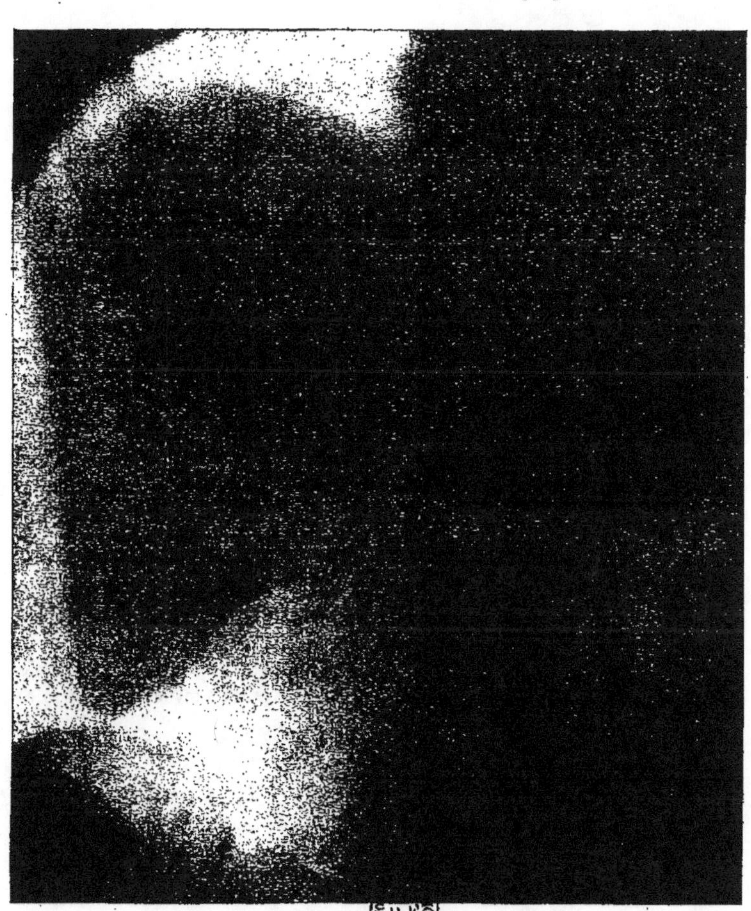

Cirrhose hypertrophique alcoolique.

Observation 4

Mme C. R.   Consultation de Médecine
                                        Hôtel-Dieu

Ptose du foie avec ectopie sous-diaphragmatique du colon transverse

Malade venu en consultation pour douleurs au niveau de l'hypochondre droit ainsi qu'au niveau des reins, douleurs qui le prennent par crise depuis un an. De forte corpulence, le malade a considérablement maigri pendant la guerre. On note une paroi abdominale flasque. Les deux reins sont perceptibles et douloureux à la palpation.

Examen radiologique.

A l'insufflation rectale du colon on constate une très grande mobilité du transverse qui dans la station debout vient s'interposer en le diaphragme et le foie encadrant complètement les bords supérieur et externe de l'ombre hépatique. Le foie est ptosé, le lobe droit basculé en bas. Dans le décubitus dorsal, le colon reprend sa situation normale.

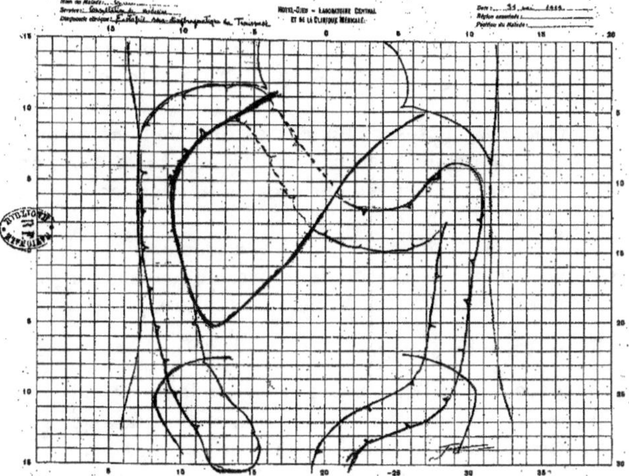

Nom du Malade :
Service : Consultation de Médecine
Diagnostic clinique : Instabilité sous thérapeutique de Tarnier
HOTEL-DIEU — LABORATOIRE CENTRAL
ET DE LA CLINIQUE MÉDICALE
Date : 25 mai 1955
Région examinée :
Position du Malade :

Observation 5

Mᵐᵉ M..., 36 ans   Service du Prof. Gilbert
   Lit 17   Dʳ Saint-Girons

**Ectopie passagère du colon insufflé entre le foie
et la paroi de l'hypochondre droit**

Depuis 1905, crises douloureuses dans le flanc droit avec irradiation dans l'épaule droite et en bas vers l'aine ; crises environ tous les deux jours. En 1910, à la suite d'une grossesse, elles cessent jusqu'en 1912 puis réapparaissent ensuite.

A l'examen clinique, on sent à la palpation le rein droit ptosé. La région vésiculaire est douloureuse au palper. La paroi abdominale antérieure, présente une faible musculature.

Examen radiologique.

Envoyée à la radiologie pour examen de la vésicule biliaire.

Après insufflation rectale du colon on constate que la partie droite du transverse et l'angle colique s'insinue entre la paroi de l'hypochondre et le foie. Ce dernier est basculé, le lobe droit en bas, le lobe gauche en haut, le bord antéro-inférieur presque vertical. A l'examen suivant, une semaine après, cet aspect a disparu.

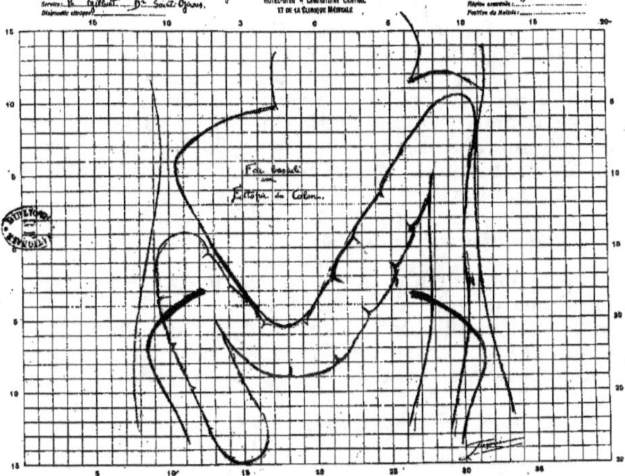

Nom du Malade : M... 36 ans, salle Ste Jeanne.
Service : Pr Gilbert — Dr Sauli-Ozanne.
Diagnostic clinique :
HOTEL-DIEU — LABORATOIRE CENTRAL ET DE LA CLINIQUE MÉDICALE
Date : 17 juin 1920.
Région examinée :
Position du Malade :
Fer basculé
ou
J... du Colon.

Observation 6

L..., 46 ans Service du Prof. Hartmann
Salle Saint-Landry

Kyste hydatique de la face inférieure du foie

Le malade entre à l'hôpital pour troubles digestifs qui remontent à plus de quinze ans. En 1914 il commence à maigrir (15 kilos en un an) ; en novembre 1915, il constate l'apparition d'une petite tuméfaction au-dessus de l'ombilic et légèrement à droite, de la grosseur d'une noix, dure et peu douloureuse au toucher. L'état général resté stationnaire en 1917 et 1918. En 1919 l'amaigrissement s'accentue, la tuméfaction augmente. Les digestions deviennent plus difficiles. Perte d'appétit, seule la viande est bien digérée. Les vomissements apparaissent une heure après les repas.

A. P. — Entérite à 22 ans. Rhumatisme articulaire à 34 ans. A 35 ans coliques hépatiques avec élimination de calculs.

E. A. — Tuméfaction siégeant au dessus de l'ombilic et comblant le creux épigastrique. La convexité inférieure de cette masse globuleuse passe à deux centimètres au dessus de l'ombilic. A la palpation elle est régulière, résistante, un peu douloureuse, et présente une très légère fluctuation. On sent nettement sa limite inférieure. Elle est mate à la percussion.

Examen radiologique.

Après l'insufflation rectale du colon transverse on constate à la face inférieure du foie une ombre foncée qui bombe vers l'ombilic. Cette masse est mobile avec les mouvements du foie. Elle semble implantée à la partie postérieure de la face inférieure, car à certains moments le colon transverse vient se placer devant elle.

Opération le 18 septembre 1919. Dr Bergeret.

« Après incision médiane sus-ombilicale la tumeur apparaît au dessous du foie, de couleur bleutée et sans adhérence avec la paroi abdominale. Elle est enveloppée par l'épiploon qui lui adhère de tous côtés. On décolle l'épiploon. La tumeur est développée à la face inférieure du foie et adhère au mésocolon transverse. On peut la palper à travers ce dernier. Elle présente une fluctuation nette. La ponction du kyste donne issue à un liquide clair puis légèrement opalescent. On formole la poche et on en extrait la membrane germinative. Suture sans drain ». — Guérison rapide. L'appétit revient, les digestions sont faciles, l'état général s'améliore.

En novembre 1919 le malade s'aperçoit de l'apparition d'une nouvelle grosseur au niveau de la cicatrice. Il s'en écoule un liquide rougeâtre. Les troubles digestifs réapparaissent. Il rentre à l'hôpital.

Le 5 décembre 1919 nouvelle opération au cours de laquelle le docteur Bergeret découvre un nouveau kyste. Formolisation de la cavité kystique. Ablation de la membrane germinative. Suture. Guérison complète.

L'examen radiologique, fait le 5 avril 1920, montre la régularité parfaite de la face inférieure du foie.

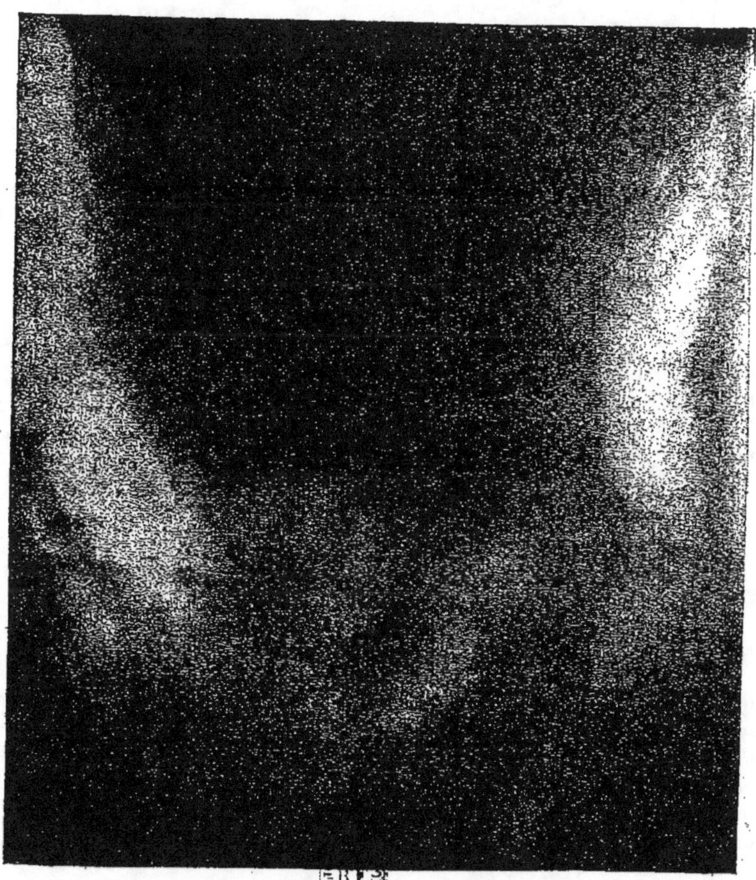

Kyste hydatique de la face inférieure du foie.

Observation 7

P..., 15 ansService du Prof. Gilbert
Dr Douay

Kyste Hydatique de la face inférieure du foie

H. M. — Très bien portant jusqu'en février 1920, le 25 février apparition de l'ictère, sans fièvre ; décoloration complète des matières permanente jusqu'à maintenant. L'ictère, d'abord très accentué, pâlit ces derniers mois, en même temps qu'apparaissent le prurit et des épistaxis. Le pouls est ralenti avec intermittence. L'état général est très bien conservé. L'appétit est bon, l'amaigrissement très peu prononcé.

E. A. — Tant à la percussion qu'à la palpation, on constate une hypertrophie marquée du foie. A droite on sent la vésicule très hypertrophiée. Le bord antéro-inférieur du lobe gauche est dur et tranchant. En dessus de lui, au niveau de la ligne médiane, on sent à la palpation une masse lisse, rénittente.

Réaction de Weinberg faite à l'Institut Pasteur par le Docteur Weinberg lui-même, est négative.

Eosinophilie 3 °/₀.

Examen radiologique.

On constate une hypertrophie notable de tout le foie. Son bord supérieur est régulier, mais refoule le diaphragme droit.

A l'insufflation rectale du colon transverse on constate 1° à la face inférieure du foie, au niveau de la ligne médiane, une ombre foncée largement étalée à contours régulièrement circulaires qui bombe vers l'ombilic. Elle suit intégralement les mouvements du foie. Elle est peu mobile et peu douloureuse à la palpation sous les rayons. 2° à la face inférieure du lobe droit on constate une ombre légèrement foncée qui présente tous les caractères de l'ombre vésiculaire.

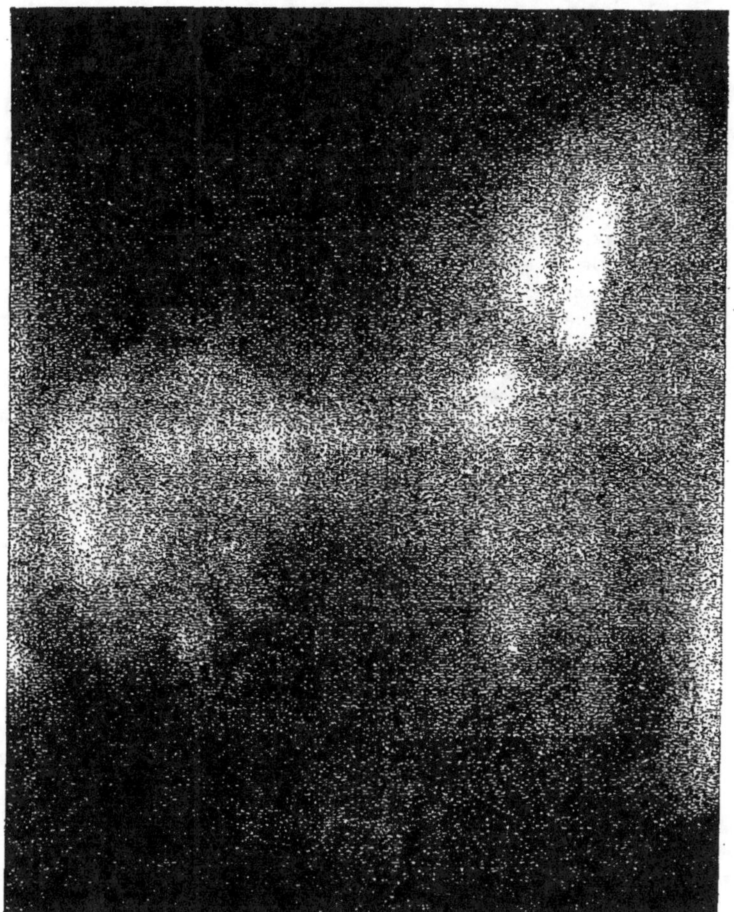

Kyste hydatique de la face inférieure du foie.

Observation 8

S..., 49 ans   SERVICE DU PROF. HARTMANN
Facteur des Postes.

Abcès du foie

H. M. — Au cours d'une tournée le 24 mai, le malade est pris d'un malaise intense avec fièvre qui le force à s'aliter. Urines rares. Le 26 mai, violents frissons pendant une demi-heure. Les conjonctives et les téguments se colorent progressivement en jaune, pas de prurit. Il entre à l'hôpital le 4 juin.

A. P. — Opéré en 1911 à la clinique du Docteur Mignot : ablation de la vésicule pour crises lithiasiques qui duraient depuis l'âge de 26 ans.

E. A. — Fièvre à grandes oscillations entre 37° et 40°. Prostration marquée ; subictère ; respiration rapide. L'hypochondre et le flanc droit présentent une voussure qui les déforme. OEdème des téguments abdominaux. A la percussion la matité hépatique remonte au cinquième espace intercostal, en bas elle déborde le rebord costal de un travers de main, et va en s'arrondissant dans la fosse iliaque droite. A la palpation, on sent une masse qui semble prolonger le bord inférieur du foie et descend largement dans la fosse iliaque droite. Douleur à ce niveau.

EXAMEN RADIOLOGIQUE.

L'ombre hépatique est volumineuse. Le diaphragme droit est très régulier mais refoulé en haut.

Après l'insufflation rectale du gros intestin on constate en dessous du bord inférieur du foie une ombre moins foncée, régulière qui descend dans la fosse iliaque droite et correspond à la grosseur sentie à la palpation. Cette ombre suit les mouvements du foie. Son bord inférieur se modifie dans les changements de position et par la palpation sous les rayons. Cette ombre semble donc correspondre à une collection.

OPÉRATION LE 9 JUIN.   PROF. OKINCZYC.

Anesthésie locale en raison de l'état général très mauvais. « Incision au dessous du rebord des fausses côtes. Le foie est découvert, mais il adhère de tous côtés au péritoine pariétal. En un point sa coloration est blanchâtre ; on sent de la fluctuation. La ponction exploratrice ramène du pus. Incision du foie et sous un demi-centimètre de tissu hépatique, ouverture d'un volumineux abcès qui renferme plus d'un litre de pus très épais. La cavité de l'abcès est multiloculaire et siège à la face inférieure du foie. Drainage. »

Guérison parfaite.

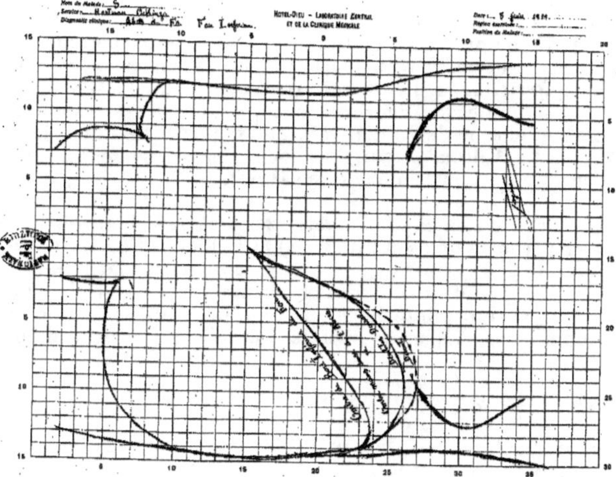

Nom du Malade : S...
Service : Hartmann
Diagnostic clinique :
HÔTEL-DIEU – LABORATOIRE CENTRAL
ET DE LA CLINIQUE MÉDICALE
Date : 5 juin 1914

Observation 9

Mr T..., 27 ans

Service du Prof. Gilbert
Service du Prof. Hartmann

Tumeur cancéreuse de la face inférieure du foie, secondaire à un cancer du pancréas

Le malade entre à l'hôpital le 5 juillet 1919 parce qu'il est jaune et qu'il a senti une tuméfaction apparaître à la base du thorax.

A. P. — Ictère à sa naissance. Pas d'antécédents éthyliques.

H. M. — Mobilisé en 1914, il présente quelques jours après des crises d'entérite muco-membraneuse, selles diarrhiques nombreuses avec douleurs violentes. Il aurait eu ensuite une crise de rhumatisme articulaire. Fait prisonnier le 10 novembre 1914, nouvelle poussée de rhumatisme articulaire.

Les premières douleurs au creux épigastrique remontent à la fin de 1917. En juillet 1918, crise d'entérite muco-membraneuse, selles sanguinolentes très fréquentes. En septembre 1919, éruption de varicelle. Le 13 octobre, nouvelle crise d'entérite, coliques, diarrhée décolorée café-au-lait, urine acajou. Le 15, nausées, vomissements, douleurs épigastriques. Le 16 octobre dans la nuit l'ictère apparaît très accentué. Pas de fièvre. Prurit intense, l'ictère va en augmentant. Le 11 novembre, son médecin constate une hypertrophie du foie.

E. A. — Ictère intense, jaune oranger, amaigrissement marqué. Urine acajou, réaction de gmélin et de hay-kraft.

Examen de l'abdomen. — Légère circulation veineuse sous-cutanée. Présence dans la région ombilicale d'une tuméfaction lisse, résistante, descendant à deux travers de doigt au-dessus de l'ombilic. Cette tuméfaction disparaît quand on fait contracter les muscles de la paroi abdominale. Sa limite inférieure est bien perceptible à la palpation ; sa limite supérieure disparaît sous le foie. Le reste de l'abdomen est souple.

Examen radiologique.

Les deux diaphragmes ont une convexité très régulière mais sont surélevés. Le cœur semble enfoui entre les deux hémi-diaphragmes. L'ombre cardio-aortique est surélevée. Le bord supérieur de la crosse dépasse la fourchette sternale.

A l'insufflation rectale du colon transverse, on constate une hypertrophie énorme de tout le foie. La clarté de l'angle splénique sépare à peine le lobe gauche de l'ombre splénique assez accentuée. On aperçoit à la face inférieure, au niveau de la ligne médiane, une tumeur qui bombe largement à ce niveau. Elle suit les mouvements du foie.

Opération le 12 décembre 1919.   Prof. Hartmann.

« A l'ouverture de l'abdomen, un peu de liquide ascitique s'écoule. Le foie est très augmenté de volume. Il déborde notablement le rebord costal. Au dessous de lui, on voit la vésicule biliaire distendue. Par le palper on constate une grosse induration de la tête du pancréas. Relevant le foie, on voit sur sa face inférieure une tumeur formant une large voussure. »

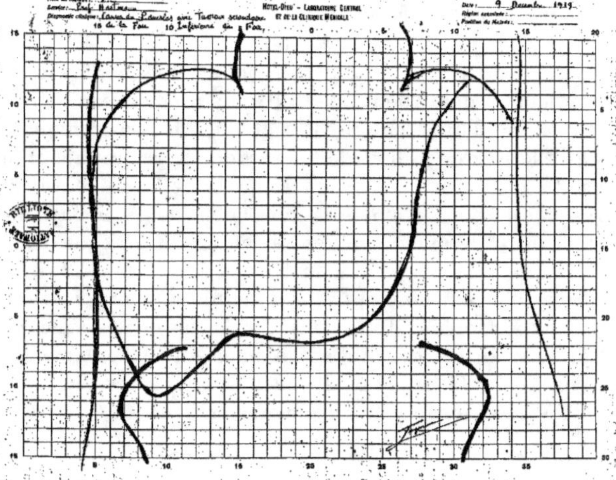

Nom du Malade : T.
Service : Prof. Hartmann
Diagnostic clinique : Cancer du Pancréas avec Tumeurs secondaires
15 de la Face   10 Inférieure du Foie,
HOTEL-DIEU — LABORATOIRE CENTRAL
ET DE LA CLINIQUE MÉDICALE
Date : 9 Décembre 1919
Région examinée :
Position du Malade :

Observation 10

Mme T..., 53 ans

MALADE PARTICULIÈRE
DU PROF. GILBERT

Syphilis |Hépatique

A. P. — Premier mariage en 1888. Mari mort 1899. De ce mariage sont nés deux enfants. Le premier est mort-né à terme. Le second a succombé au croup à l'âge de 5 ans.

Deuxième mariage en 1902. Pas d'enfant.

II. M. — Les premiers symptômes de la maladie dont est atteinte Mme T. remontent au début de l'année 1919. Ils consistaient en douleurs lombaires, en signe d'hyperchlorhydrie et en crises diarrhiques matinales. Dès lors le foie de la malade fut reconnu hypertrophié et induré. On lui conseilla une cure à Vichy, après quoi elle fit une cure en montagne. Après une période d'amélioration, l'état de la malade devient moins satisfaisant. Elle maigrit et en un an perdit 12 kilos (68 au lieu de 80).

E. A. — Son foie, examiné ces temps derniers, a été reconnu très notablement hypertrophié, fortement accrû de consistance et très déformé. Son lobe droit présente notablement un étranglement transversal que l'on sent à la palpation sous les fausses côtes.

Réaction de Wassermann très fortement positive.

EXAMEN RADIOLOGIQUE.

Le diaphragme droit n'a pas de limites nettes, il est estompé. Le sinus est clair mais ses parois en sont flous. Pas de déformation ni de surélévation du diaphragme.

A l'insufflation rectale du colon transverse, on constate une hypertrophie très marquée de tout le foie et particulièrement du lobe droit. Le colon transverse éclaire sa face inférieure qui est bien régulière. La pointe du foie est très arrondie ; elle descend à deux travers de doigt en dessous de la crête iliaque. Le bord externe de l'ombre hépatique nous présente un étranglement très net à sa partie moyenne. Pas d'ombre vésiculaire. Le lobe gauche est aussi hypertrophié ; ses limites sont d'ailleurs assez difficiles à préciser.

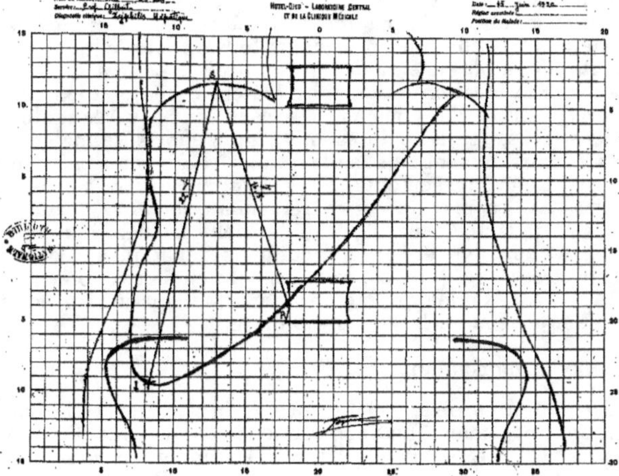

Nom du Malade : Tr... 55 ans
Service : Prof. Gilbert
Diagnostic clinique : Syphilis Hépatique
HOTEL-DIEU — LABORATOIRE CENTRAL
ET DE LA CLINIQUE MÉDICALE
Date : 15 Juin 1920
Régime accoutumé :
Position du Malade :

Observation 11

M. B..., 65 ans
Épicier

CONSULTATION DE MÉDECINE Dr JOMIER
MALADE ENVOYÉ PAR LE Dr BROTHIER

Calculs de la vésicule biliaire

Le malade vient consulter pour troubles digestifs, douleurs au niveau de l'épigastre et de l'hypochondre droit, qui durent depuis onze ans.

H. M. — La première crise de colique hépatique remonte à l'âge de 24 ans. L'ictère persiste pendant 18 ans. Le malade est tellement affaibli qu'il est forcé de quitter sa profession de cultivateur et devient épicier. Pendant ces 18 ans, les coliques hépatiques se renouvellent fréquemment, au moindre froid, au moindre effort. Au moment des crises, les selles étaient décolorées, prurit, xantopsie, bourdonnements d'oreilles, irradiation douloureuse dans l'épaule droite. Le malade prétend qu'à la suite d'une congestion pulmonaire l'ictère a cessé et les selles seraient recolorées. Entre 45 et 55 ans, les crises sont peu fréquentes et légères. A 55 ans, brusquement l'après-midi, sans efforts, le malade est pris de vomissements de sang, de selles noirâtres, avec sensation de grande faiblesse. Ces vomissements se renouvellent quatre fois en deux jours, puis cessent. Le malade est extrêmement anémié ; pendant un mois il est à la diète lactée avec de l'eau de Vichy froide. Il se rétablit petit à petit. A 64 ans, les crises des coliques hépatiques redeviennent plus douloureuses et fréquentes, tous les deux mois environ.

E. A. — A l'examen du foie on note à la palpation un point très douloureux au niveau de la vésicule biliaire.

EXAMEN RADIOLOGIQUE.

EXAMEN DE L'ESTOMAC. — La forme, la situation et la souplesse des parois sont normales. Les contractions sont actives. On voit des bouchées de baryte franchir le pylore. La première portion du duodénum ainsi que son angle sous-hépatique sont cependant peu visibles. L'aspect n'est pas celui d'un néoplane ou d'un ulcus mais comme s'il y avait une compression à ce niveau, exercée par la vésicule biliaire.

EXAMEN RADIOGRAPHIQUE DU FOIE ET DE LA VÉSICULE.

Une première radiographie est prise, le malade en décubitus dorsal, l'ampoule sous la table, la plaque sur l'hypochondre. On constate la présence d'un calcul régulièrement ovalaire, situé au niveau de la vésicule biliaire au dessous du bord inférieur du lobe droit. Une deuxième radiographie est prise dans la même position, après insufflation rectale du colon. Le calcul est remonté sous l'ombre du foie et des fausses côtes. Son orientation est changée. Son ombre est moins visible. Une troisième radiographie est prise après lavement baryté. Le calcul est également refoulé en haut, son grand axe apparaît vertical. Une quatrième radiographie est prise, le malade couché le dos sur la plaque, l'ampoule au dessus, comme pour la radiographie du rein. L'agrandissement de l'ombre comparée à celle des premières radiographies, montre que le calcul a pour siège la vésicule.

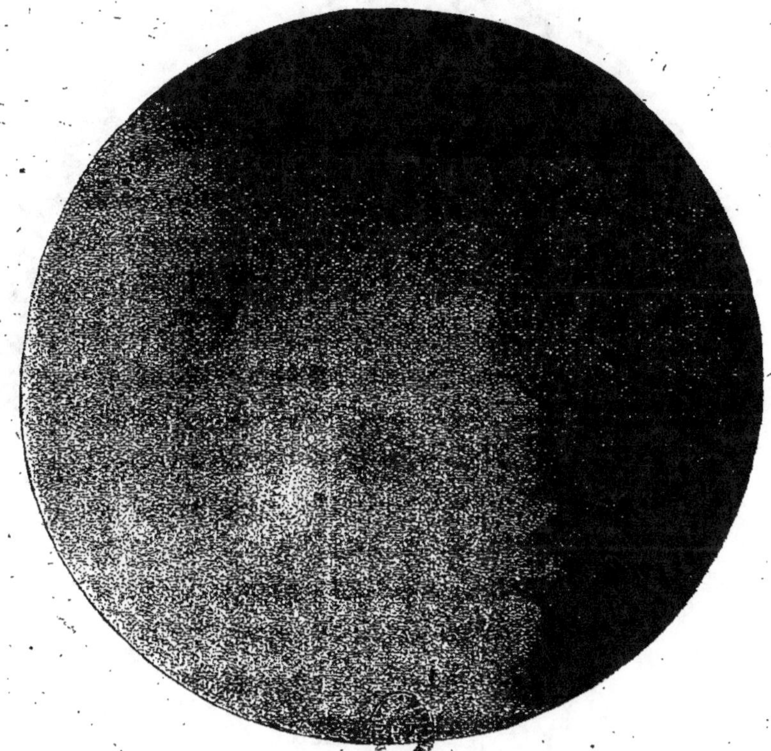

Calcul Biliaire.

Pris en décubitus dorsal, la plaque au dessus de l'hypochondre droit. L'ampoule
en dessous.

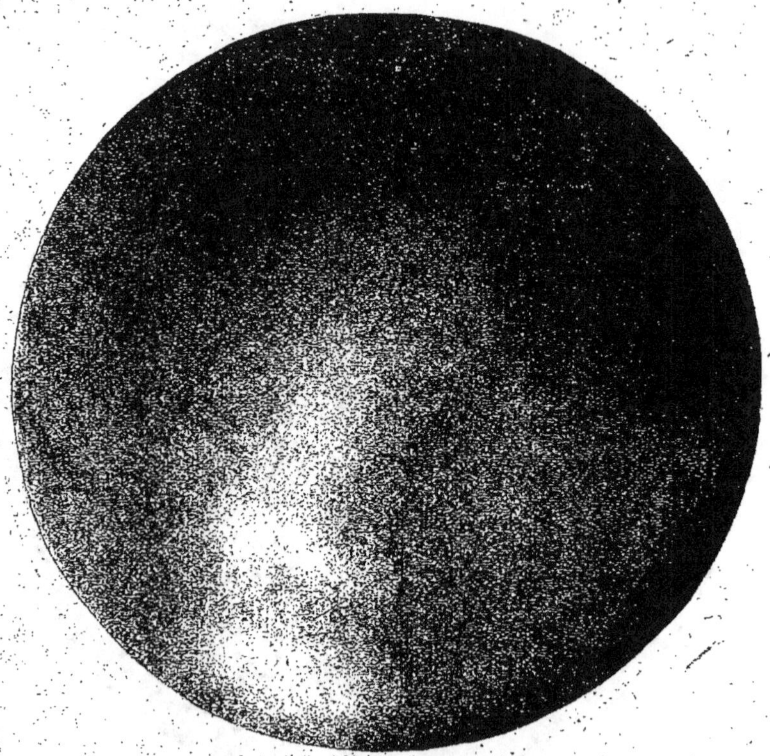

Calcul Biliaire.

Radiographie prise après insufflation du colon.

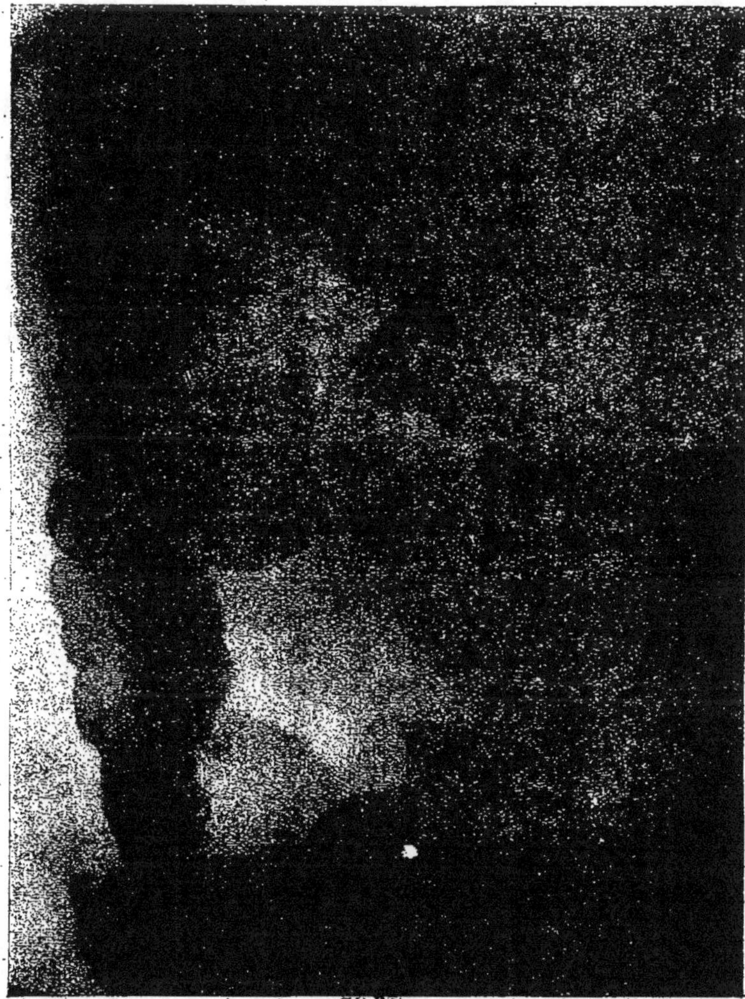

Calcul Biliaire.

Radiographie prise après lavement baryté.

Observation 12

FL..., 55 ans CONSULTATION DU PROF. GILBERT

Cholécystite d'origine lithiasique

Le malade vient consulter pour vomissements et pour douleurs au niveau de l'estomac.

A. P. — Fièvre thyphoïde à 18 ans. A 25 ans apparaissent les premières coliques hépatiques. Les crises sont très fréquentes, plusieurs par an.

II. M. — Depuis le mois d'octobre 1919 le malade ressent une douleur très vive au niveau de la vésicule biliaire, avec des irradiations douloureuses vers l'épaule droite. Il a maigri depuis cette époque et présente quelques vomissements le soir.

E. A. — On constate un point douloureux très net au niveau de la vésicule biliaire. La contraction de la paroi à ce niveau empêche la palpation profonde.

EXAMEN RADIOLOGIQUE DE L'ESTOMAC ET DU FOIE.

A l'ingestion de baryte, l'estomac prend une forme en J, descendant à deux travers de doigt au dessous des crêtes iliaques. Les parois sont régulières, souples et indolores à la palpation sous les rayons, mobiles à la manœuvre de Chilaliditi. La région pylorique est masquée comme s'il y avait une compression à ce niveau. L'aspect n'est pas celui d'un néoplasme. L'évacuation de l'estomac se fait d'ailleurs normalement en une heure et demie.

Dans l'examen du foie, on constate après l'insufflation rectale du colon, une petite poche ovoïde, d'ombre légère, qui déborde la face inférieure du lobe droit et incurve le colon transverse. Cette ombre correspond à la vésicule biliaire. Lorsqu'on examine le malade en décubitus dorsal, cette ombre disparaît. Elle redevient visible en station debout. Les deux radiographies jointes à cette observation, l'une prise en décubitus dorsal, l'autre en décubitus ventral, montrent cette variation d'aspect.

Radiographie prise en décubitus dorsal, la plaque sur l'hypochondre : La vésicule biliaire est invisible.

Radiographie prise en décubitus ventral. Le malade couché sur
la plaque : la vésicule apparaît.

Observation 13

B..., 65 ans   SERVICE DU PROF. HARTMANN
boulanger
SAINT-LANDRY, *lit 32.*

**Hypertrophie de la vésicule biliaire consécutive à cancer probable
de la tête du pancréas**

Le malade est hospitalisé le 7 mars 1920 pour fracture du col du fémur. Au cours de son traitement, il est pris de jaunisse.

A. P. — Fièvre typhoïde dans sa jeunesse.

À 40 ans, ulcération à la verge, de nature indéterminée.

H. M. — Jamais de coliques hépatiques. Le 20 mars le malade est pris de douleurs siégeant au niveau de l'ombilic et de l'hypochondre droit. Sensation de constriction profonde, débutant avant les repas, durant 2 à 3 heures et cessant peu à peu. Elles ne s'accompagnent ni de fièvre ni de vomissements ni de douleur dans le dos. En dehors des crises douloureuses le malade peut dormir. Ces crises se produisent encore actuellement sans modification.

Trois semaines après le début des douleurs, apparition insidieuse d'un ictère progressif qui atteint son maximum en 15 jours, prurit empêchant tout sommeil. Les douleurs diminuent un peu. — L'amaigrissement s'accentue.

E. A. — Ictère jaune foncé de la peau et des conjonctives.

Matières, complètement décolorées « mastic ».

Urines, couleur Porto.

Le malade souffre, mais surtout en station debout, un peu moins qu'avant l'ictère.

Il sent une boule dans l'abdomen, au niveau de la vésicule biliaire.

Les démangeaisons sont surtout nocturnes. L'appétit est normal.

EXAMEN DU FOIE.

La matité hépatique commence à un travers de doigt en dessous du mamelon. Le bord inférieur, tranchant et souple à la palpation, descend en dessous des fausses côtes et sur la ligne médiane passe à un travers de doigt au dessus de l'ombilic. On sent nettement dans la fosse iliaque droite une tumeur arrondie, piriforme, tendue, de la grosseur d'une mandarine, douloureuse à la palpation, mobile avec les mouvements respiratoires. C'est à ce niveau que le malade rattache le siège de ses douleurs.

Ganglions inguinaux surtout à gauche.

EXAMEN DU CŒUR.

Expansion considérable du choc de la pointe. Bruits normaux. Pouls à 68. Artères dures.

Poumons : normaux. — Myosis persistant.

Urines : 2 litres par jour. Réaction de Gmélin : fortement positive. Albumine.

EXAMEN RADIOLOGIQUE.

Examen cardio-aortique. — Ectasie volumineuse de la crosse aortique, particulièrement de sa portion postérieure descendante.

Examen du foie. — Hypertrophie marquée de l'ombre hépatique dont la pointe descend à un travers de doigt en dessous de la crête iliaque.

Ombre foncée circulaire, débordant largement le bord inférieur du lobe droit, de siège antérieur, on la sent et on la remue à la palpation sous les rayons X. Elle correspond certainement à la vésicule hypertrophiée.

La radiographie montre en dessous du lobe gauche une ombre diffuse dont il est difficile de préciser les caractères ; elle ne suit pas les mouvements du foie.

Hypertrophie de la vésicule biliaire au cours du cancer de la tête du pancréas.

Observation 14

Mᵐᵉ W..., 47 ans   Service du Prof. Gilbert
Service du Dʳ Saint-Girons
Salle Sainte-Jeanne, Nᵒ 4.
Cuisinière

Hypertrophie de la rate au cours de tuberculose pulmonaire

La malade entre à l'hôpital pour toux et douleurs dans le côté gauche.

H. M. — A la suite d'une bronchite aiguë survenue pendant l'hiver de 1919, la malade a beaucoup maigri ; elle ne cesse de tousser et cracher. En novembre 1919 la malade a des troubles de la déglutition, elle prétend que ses aliments ne passent pas dans l'estomac. Ces troubles s'atténuent petit à petit. Depuis le mois de décembre 1919, elle ressent une douleur très vive au niveau de l'hypochondre gauche. La respiration et la marche l'accentuent. La malade est très oppressée. La nuit, elle ne peut se coucher sur le côté gauche. S'apercevant d'une grosseur au niveau de l'hypochondre gauche, elle entre à l'hôpital, le 20 janvier 1920.

A. H. — Père mort de fluxion de poitrine.

A. P. — Aucune maladie d'enfance. On note une légère malformation de la jambe et du pied gauches que la malade déclare être congénitale. Le triceps sural et le tendon d'Achille sont atrophiés.

La concavité de la voûte plantaire est exagérée.

E. A. — *La rate* est percutable sur une hauteur de 15 centimètres et une largeur de 8 à 10 centimètres. Elle déborde largement le bord inférieur des fausses côtes. On sent à la palpation son bord antéro-inférieur dur lisse et régulier. Elle est douloureuse au palper.

Examen de l'appareil respiratoire. — Au sommet gauche, en arrière, submatité avec nombreux râles sous-crépitants. Respiration râpeuse sur toute la hauteur du poumon gauche. Matité à la base gauche, correspondant à l'hypertrophie de la rate. A droite : quelques râles sous-crépitants au sommet. Les crachats, purulents, peu abondants, renferment des bacilles de Koch.

Examen radiologique.

Radioscopie des poumons :

Sommet droit nettement gris et s'éclairant mal à la toux. La scissure supérieure droite est un peu visible (sclérose interlobaire). Base, sinus, expansion costo-diaphragmatique, droits normaux.

Ombre foncée diffuse, à la partie moyenne de la plage pulmonaire gauche, correspondant à un foyer de râles sous-crépitants que l'on entend dans l'aisselle. Base et sinus clairs. Expansion costo-diaphragmatique normale.

Examen d'estomac.

A l'ingestion de la baryte, on note un léger spasme au niveau du cardia ou le passage de la baryte est filiforme mais régulier. L'estomac est dévié en dedans par une ombre foncée qui semble correspondre à la rate. Forme, situation, évacuation pylorique normales.

Insufflation rectale du colon et la réplétion gazeuse gastrique montrent une hypertrophie marquée de la rate qui refoule l'estomac et l'angle splénique du colon.

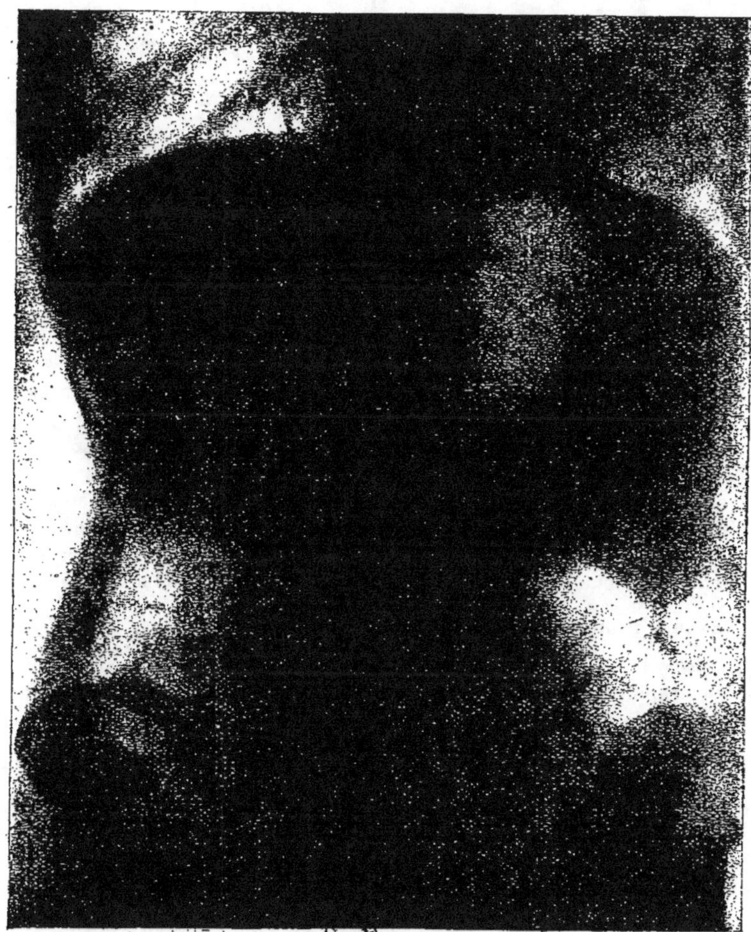

Hypertrophie massive de la rate au cours d'une tuberculose pulmonaire.

Observation 15

M..., 14 ans   Dr Lévy-Franckel

Hypertrophie de la rate consécutive à un traitement de néo-salvarsan

Le petit malade présente au niveau de l'avant-bras droit un lupus que
le docteur Lévy-Franckel croit d'origine tuberculeuse. Au cours de son
traitement, un médecin de l'hôpital Saint-Louis soupçonnant la spécifi-
cité, lui fait neuf injections de néo-salvarsan, qui déterminent une vio-
lente réaction : température élevée, ictère, apparition dans l'hypochondre gauche d'une grosseur qui semble être d'origine splénique.

Examen radiologique.

Après l'insufflation rectale du colon transverse, on constate une
hypertrophie très marquée de la rate. Son ombre repousse en dedans
la bande claire du colon descendant. Son bord inférieur descend à un
travers de doigt en dessous de la crête iliaque.

Le foie est très légèrement augmenté de volume.

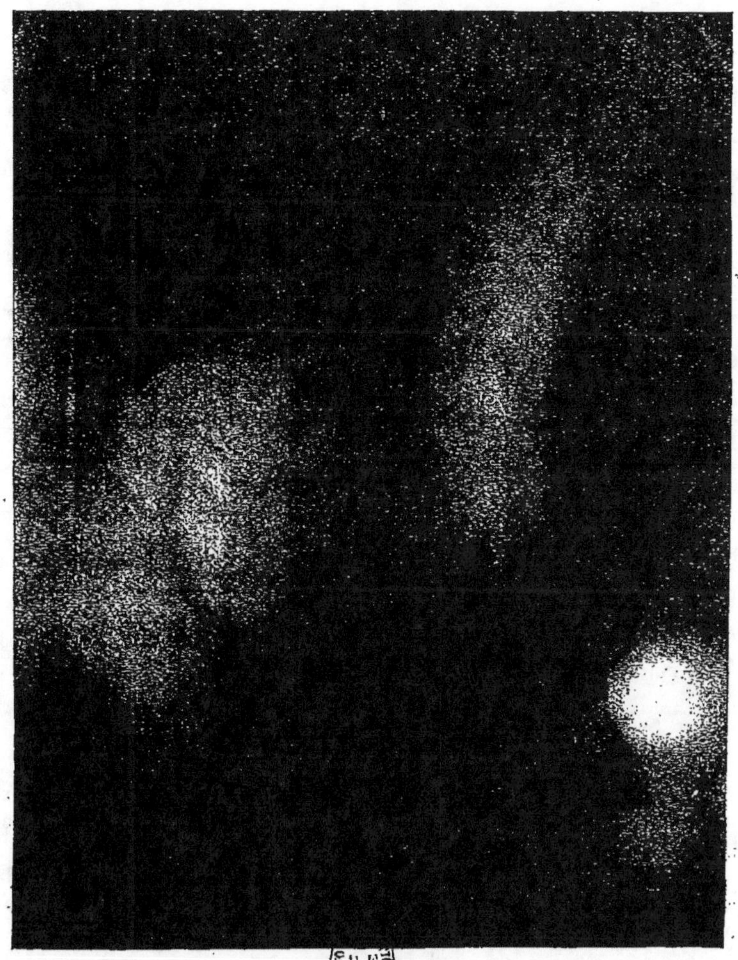

**Hypertrophie de la rate, consécutive à un traitement de néo-salvarsan,
chez un enfant.**
Le colon descendant est repoussé en dedans par la rate.

***

Observation 16

Mme D..., 35 ans

Service du Dr Dalché
Service du Dr Lesage

Hypertrophie de la rate au cours d'une leucémie

H. M. — La malade a commencé à souffrir en février 1918. A la suite d'une bronchite, elle s'aperçoit d'une petite grosseur au niveau de l'hypochondre gauche qui est douloureux. Fièvre continuelle. Amaigrissement marqué.

A. P. — Pleurésie à 22 ans. Deux enfants, puis quelques fausses couches, mais pas d'origine spécifique, nous dit la malade.

E. A. — Le 6 mars 1919, à l'examen on trouve une rate volumineuse arrivant dans l'abdomen jusqu'à l'ombilic. Le foie apparaît normal à la palpation et à la percussion. Pas de ganglions.

Wassermann négatif.

La malade est soumise au traitement radiothérapique.

Analyse de sang

	GLOBULES BLANCS	GLOBULES ROUGES
4 mars 1919 . . .	122.250	2.840.000
15 octobre 1919 . .	170.000	3.420.000
4 mai 1920	29.830	3.980.000

Examen radiologique.

Après l'insufflation rectale du gros intestin, on constate une hypertrophie énorme de la rate qui refoule l'estomac en dedans, l'angle splénique du colon en bas.

Les examens radioscopiques successifs permettent de suivre la régression de volume de la rate sous l'influence du traitement radiothérapique.

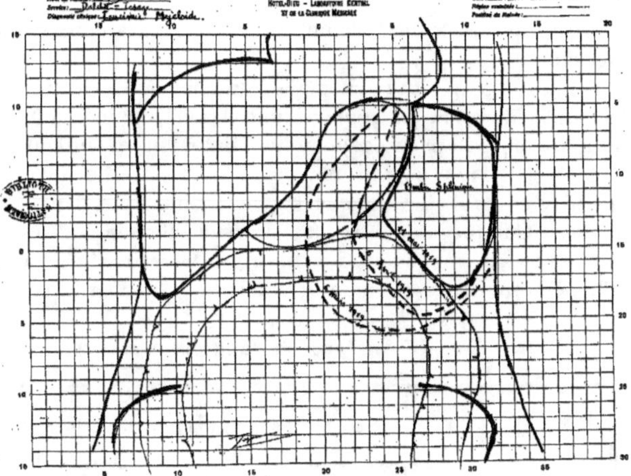

Nom de Malade: Mme D... 35 ans
Service: Dalché - Lesage
Diagnostic clinique: Leucémie Myéloïde.
HOTEL-DIEU — LABORATOIRE CENTRAL
ET DE LA CLINIQUE MÉDICALE
Daté à
Région examinée
Position du Malade
Limite Splénique

Observation 17

M. L..., 26 ans

Employé de commerce

Service du Dr Dalché

Service du Dr Lesage

Hypertrophie de la rate au cours d'une lymphadénie leucémique

Rien à signaler dans les antécédents personnels du malade.

II. M. — En octobre 1919, le malade a été pris de troubles digestifs et d'épistaxis fréquents qui l'affaiblissent rapidement. Le médecin qui l'examinait à ce moment constate une grosse rate ainsi que des ganglions inguinaux.

Après un traitement radiothérapique, la rate revint à son volume normal.

Depuis deux mois, l'état général du malade s'est très aggravé. A son entrée à l'hôpital, on constate une hypertrophie énorme de la rate qui remplit toute la partie gauche de l'abdomen, débordant même la ligne médiane. Le foie semble normal, on constate de nombreux ganglions au niveau de l'aine gauche surtout, ainsi que dans la fosse iliaque gauche. Coliques douloureuses, diarrhée abondante. Ces jours derniers, on découvre une adénite axillaire bilatérale. Les ganglions du cou s'hypertrophient et donnent au malade l'aspect proconsulaire.

Analyse de sang (Dr Lesage)

	GLOBULES BLANCS	GLOBULES ROUGES	MYCLOCYTES
Janvier 1920 .	107.000	3.920.000	20 %
5 Février	98.500	3.120.000	13 %
11 Mai	23.000	3.460.000	6 %

EXAMEN RADIOLOGIQUE DE L'ABDOMEN

A l'insufflation rectale du gros intestin, on constate au niveau de l'hypochondre gauche une ombre foncée énorme, qui remplit tout l'hypochondre et le flanc gauches, dépassant même la ligne médiane. Le bord antérieur de cette ombre refoule en dedans le colon descendant. Le colon transverse sépare d'une bande claire l'ombre hépatique de l'ombre splénique.

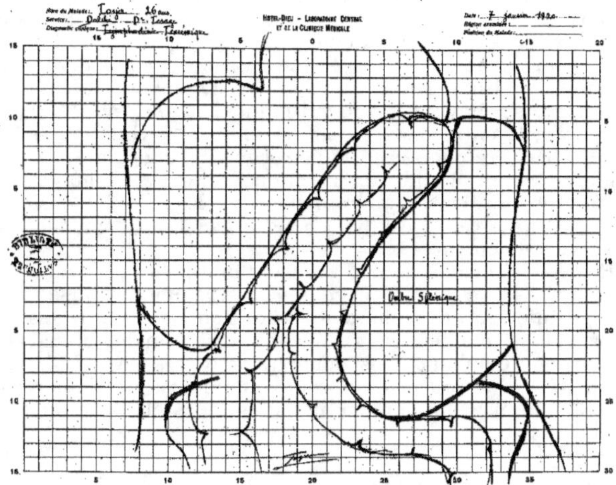

Nom du Malade : Tarja 26 ans
Service : Dalila Dr. Tessier
Diagnostic clinique : Lymphadénie Leucémique
HOTEL-DIEU — LABORATOIRE CENTRAL
ET DE LA CLINIQUE MÉDICALE
Date : 7 janvier 1920
Ombre Splénique

Observation 18

M. L... 42 ans

Service du Prof. Gilbert
Service du prof. Hartmann
Salle Saint-Landry

Collection hématique de la loge splénique

Le malade entre à l'hôpital pour douleurs dans le côté gauche.

H. M. — Depuis 10 ans le malade ressent des crises douloureuses au niveau du creux épigastrique, survenant au début de la nuit. Leur début est brusque ; elles sont localisées à l'épigastre et ne s'irradient pas. Leur durée est d'environ 4 heures. Ces crises se renouvelaient deux fois par an. A partir de 1919, elles deviennent beaucoup plus fréquentes, presque tous les deux mois. Vers la fin de décembre apparaît un point de côté, d'abord passager au niveau du rebord costal gauche, sans fièvre. Le malade éprouve en même temps une pesanteur au niveau de l'épigastre. Au début de janvier, une crise douloureuse le prend, siégeant au côté gauche avec irradiation vers l'épaule gauche, et dure pendant trois jours ; pas de vomissements. Le malade consulte le docteur Leven. Un examen radioscopique fut fait par le Docteur Barret qui conclut : « Masse que l'examen sous diverses incidences permet de situer sous le diaphragme gauche, refoulant le cœur et l'estomac, surélevant fortement le diaphragme, indépendante du foie. »

Le malade entre dans le service du Prof. Gilbert. — Une ponction exploratrice ramène un liquide couleur chocolat, qui, à l'analyse, semble être un liquide de réaction pleurale. A l'hôpital, les 17, 18 et 19 février, les crises douloureuses se renouvellent, siégeant à l'épigastre et au niveau de l'hypochondre gauche. Le malade est passé dans le service de chirurgie.

E. A. — On constate une voussure marquée de l'hypochondre gauche avec une large matité à ce niveau, remontant jusqu'au niveau de l'angle inférieur de l'omoplate, abolition des vibrations, abolition du murmure vésiculaire, voix chuchotée, souffle léger sans égophonie ni pectoriloquie aphone. Les douleurs sont très vives à l'épigastre, *sensation de barre transversale*, ainsi qu'au niveau de l'hémithorax gauche. Elle débutent généralement après les repas et durent environ 4 heures,

Examen radiologique.

L'aspect est le même que celui signalé par le Docteur Barret, mais plus accentué maintenant. La base gauche est complètement opaque et masque la pointe du cœur. La limite supérieure de cette opacité est légèrement convexe, mais très estompée. Cette ligne correspond au diaphragme gauche qui est refoulé dans le thorax. Elle se trouve au niveau du bord supérieur de la troisième côte. Le diaphragme est presque complètement immobile.

Par la réplétion gazeuse de l'estomac à la potion de Tonnet et l'insufflation du colon, la loge splénique apparaît, largement distendue. Les limites de son ombre sont floues et débordent sur les organes clairs qui l'entourent. L'aspect ne rappelle pas celui de la rate hypertrophiée, mais fait penser à un épanchement qui distend la loge splénique et refoule le diaphragme. Il ne semble pas y avoir de liquide au niveau de la plèvre gauche.

Opération.   Prof. Hartmann.

« Incision latérale sur la huitième côte ; ouverture de la plèvre dont les deux feuillets sont fixés. Incision du diaphragme gauche. On tombe

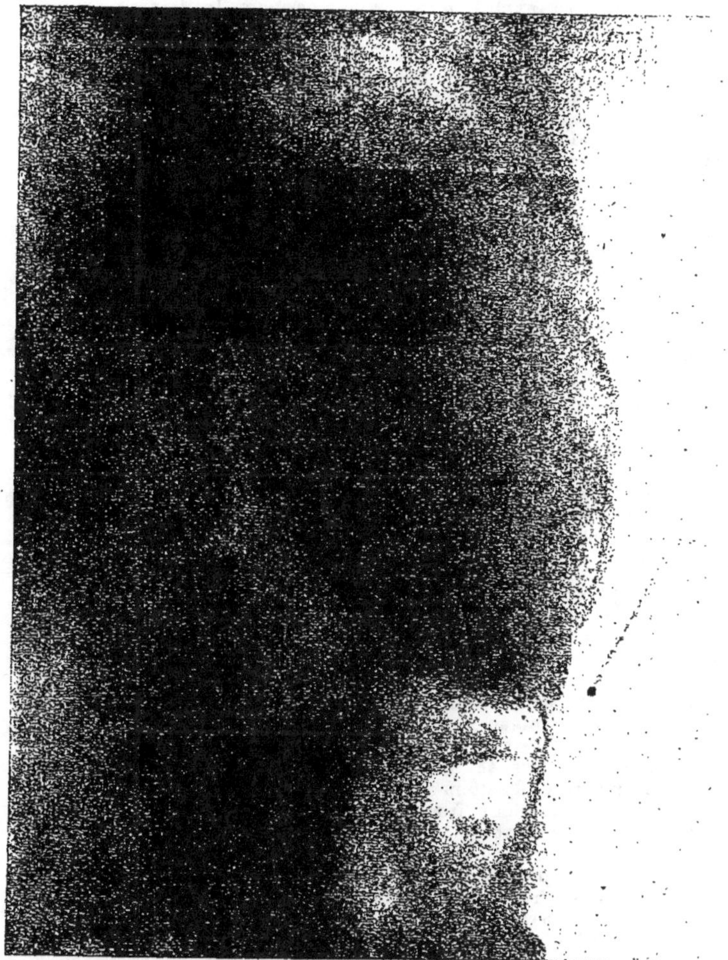

Collection hémorragique, sous-phrénique de la loge splénique.

sur une collection hémorragique qui siège sous la coupôle diaphragmatique, la remontant au niveau du mamelon. »

AUTOPSIE.

Adhérence de la rate avec tous les organes voisins, particulièrement
avec le colon et la queue du pancréas. On ne peut les séparer qu'en les
déchirant. On constate une série de kystes hémorragiques siégant plus
particulièrement au niveau du hile de la rate à l'extrémité de la queue
du pancréas. Magmas informe à ce niveau.

M. Cl.... 46 ans. SERVICE DU Dr PARMENTIER

Anévrisme de l'Aorte abdominale

Le malade entre à l'hôpital pour une grosseur au niveau de l'abdomen qui est le siège de vives douleurs.

A. P. — Chancre syphilitique à 22 ans. Aucun traitement. Santé excellente jusqu'à 45 ans.

H. M. — Affaiblissement et amaigrissement marqués depuis plusieurs mois. Les douleurs épigastriques sont apparues depuis quatre mois ; empêchant tout sommeil ; indépendantes du repos, des changements de position ; sans irradiation. En même temps le malade s'aperçoit de la présence d'une grosseur au niveau de l'épigastre. Les douleurs deviennent de plus en plus aiguës et le force à cesser tout travail.

E. A. — A la palpation de l'abdomen, on sent, au niveau de la région épigastrique sur la ligne médiane, une tuméfaction arrondie, lisse, du volume d'une grosse orange. Cette masse n'est pas adhérente à la paroi abdominale mais provient des organes de la profondeur. Elle n'est pas mobile à la palpation et n'accompagne pas les mouvements respiratoires. Cette grosseur péri-ombilicale présente à la palpation une expansion systolique dans tous les sens, une ampliation totale, égale sur tous les points. Pas de thrill ; pas de frémissement ; pas de souffle. La pression au niveau de la tumeur n'est pas douloureuse.

Examen du pouls. — Pas de retard, ni d'inégalité entre les pouls radiaux et les pouls fémoraux.

Examen du cœur. — A l'auscultation, au niveau du deuxième espace intercostal droit, le premier bruit est râpeux, prolongé.

La pointe bat à son siège normal.

Examen pulmonaire. — Rien d'anormal.

Examen du foie et la rate. — Rien à signaler.

Les reins ne sont pas perceptibles à la palpation.

La réaction de Wassermann est positive.

EXAMEN RADIOLOGIQUE.

Le malade est envoyé au laboratoire de radiologie pour examen de la tumeur abdominale et détermination de l'organe qui en est le siège.

Repas baryté. — L'estomac se remplit normalement. On constate à la partie inférieure de la grande courbure au niveau de la ligne médiane, une zone lacunaire, très régulièrement circulaire qui ne semble pas due à une tumeur de l'estomac mais à une grosseur sous-jacente qui comprimerait, soulèverait sa paroi. Dans le décubitus dorsal, avec l'ascension de l'estomac, cet aspect disparaît. Par la palpation sous les rayons, on dissocie l'image de l'estomac de la grosseur que l'on sent au palper. De plus, les contractions franchissent cette fausse zone lacunaire. Cette tumeur ne provient donc pas de l'estomac.

L'insufflation rectale du colon. — La face inférieure du foie apparaît normale et bien au dessus de la tumeur pulsatile qu'un index métallique situe sous les rayons. Elle ne provient donc pas du foie. Le transverse insufflé, dans les changements de position du malade passe devant la tumeur, elle vient donc de la profondeur. La paroi abdominale et le grand épiploon n'en sont pas le siège. Le lavement baryté montre l'intégrité du colon transverse qui passe en dessous de la grosseur. Cette tumeur fait donc saillie entre l'estomac et le transverse. Le passage de la baryte de l'estomac dans le gros intestin s'est fait dans les délais normaux, excluant toute tumeur sténosante de l'intestin grêle.

Examen cardio-aortique. — L'ombre de l'aorte est exagérée, tant de face qu'en oblique : la crosse remonte jusqu'au niveau des clavicules. Le diamètre de l'aorte ascendante est de 3 cent. 8. Les bords de l'ombre aortique sont flous : péri-aortite diffuse.

Les antécédents spécifiques du malade, la réaction de Wassermann positive, l'aortite thoracique, les caractères de la tumeur principalement son expansion systolique et sa situation profonde, l'intégrité des organes voisins que montrent les examens radiologiques, l'absence de syndrome pancréatique ; de l'ensemble de ses symptômes, le docteur Parmentier a conclu à une ectasie de l'aorte abdominale.

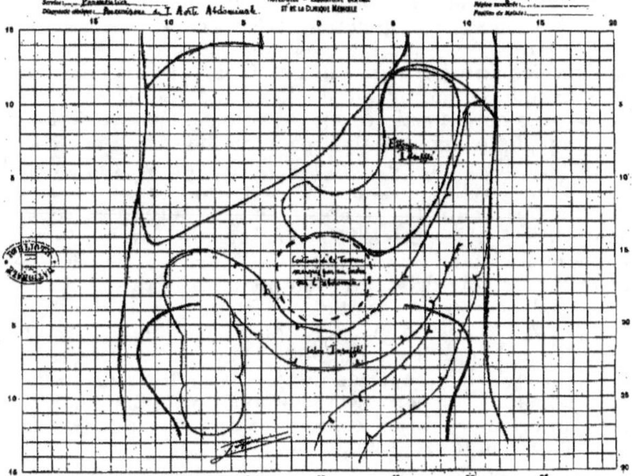

Nom du Malade : C...
Service : Parmentier
Diagnostic clinique : Ascenseur du l'Aorte Abdominale.
HÔTEL-DIEU — LABORATOIRE CENTRAL
ET DE LA CLINIQUE MÉDICALE
Date : 4 Juillet 1919
Région examinée :
Position du Malade :
Contour de la Tumeur
Aire Truffle

Observation 20

M. V..., 52 ans
Ingénieur agronome,

SERVICE DU PROF. HARTMANN

**Kyste hydatique du foie multiloculaire
avec kyste secondaire du grand épiploon**

Le malade entre à l'hôpital pour fatigue générale et douleurs localisées à tout le côté droit.

II. M. — En janvier 1915, évacué du front pour chute de cheval, il commence à sentir une gêne douloureuse au niveau de l'épigastre. En novembre 1916, il reçoit un choc violent à l'abdomen (chute d'une caisse de munitions). Il se remet et fait la retraite de Serbie, à la suite de laquelle il maigrit beaucoup. Les douleurs abdominales deviennent violentes ; lassitude générale très accentuée, constipation opiniâtre qu'il attribue à un coup de pied de cheval reçu il y a vingt ans pendant son service militaire. Évacué à ce moment à Salonique, on constate une tumeur indurée au niveau de l'ombilic. Le malade est réformé pour néoplasme de la partie droite du colon. Il rentre à Paris en convalescence quelques mois, puis repart en bon état au Maroc en mai 1916, pour sa profession. Pendant les deux années qui suivent, on note une série de crises douloureuses avec augmentation progressive de son induration abdominale. Il abandonne sa situation, rentre en France en août 1918, où les crises continuent. En février 1920, l'induration de l'abdomen s'étend un peu plus bas à droite ; les douleurs apparaissent dans tout le côté droit, en avant et dans le dos.

Le malade entre à l'hôpital.

E. A. — Voussure marquée de l'hypochondre droit. On trouve au niveau de l'ombilic et empiétant en haut sur la région épigastrique, une masse étalée à surface un peu mamelonnée, peu mobile, indolente à la palpation. La percussion montre le foie augmenté de volume ; son bord inférieur est situé au dessous du rebord costal. La face inférieure du foie est nettement séparée de la masse ombilicale par une zone sonore. La percussion dorsale montre une matité remontant à quatre travers de doigt au dessus de la pointe de l'omoplate. Point douloureux à la palpation entre la douzième côte et la crête iliaque, douleur spontanée au niveau de l'hypochondre droit.

La réaction de Weinberg faite à l'Institut Pasteur le 26 janvier est positive.

EXAMEN RADIOLOGIQUE DE L'ABDOMEN ET DU FOIE.

On constate au niveau du diaphragme droit un soulèvement en dôme qui éveille l'idée d'un kyste hydatique. En examinant le malade face à l'écran, le corps penché en arrière, on aperçoit nettement la base de cette déformation. Son siège se trouve donc sur le versant antérieur de la convexité diaphragmatique. Tout à côté, au niveau du sinus cardio-diaphragmatique, se trouve un second soulèvement dont la partie interne est masquée par l'ombre du cœur. Immobilité complète du diaphragme droit qui paralysé, remonte pendant l'inspiration. Les deux diaphragmes présentent ainsi un mouvement de bascule (signe de Kienbœck).

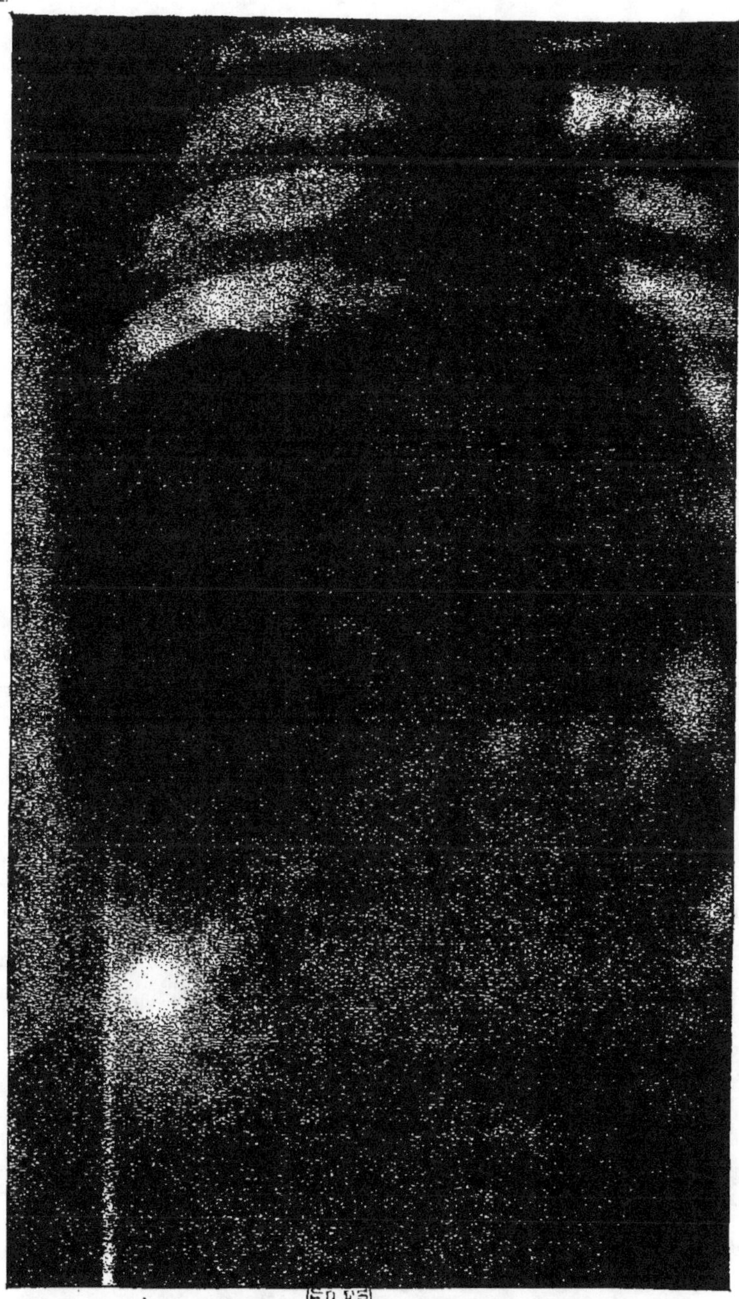

Kyste Hydatique multiloculaire de la face supérieure du foie.
Kyste Hydatique secondaire du grand épiploon.
Le colon insufflé entoure son ombre et la sépare du foie.

Observation 20 *(suite)*

1º En examen de face, on constate au niveau de l'ombilic une grosse tumeur de l'étendue d'une paume de main, indépendante de la face inférieure du foie. La bande claire du colon transverse les sépare.

2º En examen de profil, on constate que cette tumeur est superficielle. Son ombre est rattachée à celle de la paroi antérieure et ne se propage pas dans la profondeur.

3º Le lobe gauche du foie est hypertrophié probablement par la présence de la tumeur qui émerge au niveau du sinus cardio-diaphragmatique droit.

Opération le 9 avril 1920.   Prof. Hartmann.

« Incision oblique en bas et à gauche, partant du rebord costal droit et croisant l'ombilic. On voit immédiatement une masse bilobée qui soulève l'épiploon. Relevant le colon transverse, on voit qu'il existe inclus dans l'épiploon, une tumeur multilobulée grisâtre. On dissèque au bistouri le colon transverse qui est fusionné à la tumeur au niveau de la ligne médiane. L'ablation du kyste de l'épiploon terminée, le malade est mis en hyperextension du tronc pour explorer la face inférieure du foie. On trouve sur la partie latérale droite de la face antéro-supérieure une bosselure adhérente à la paroi phréno-thoracique. A la face inférieure du lobe droit on trouve une tuméfaction grisâtre fluctuante. La ponction avec le potain ramène un liquide clair comme de l'eau de roche. Ouverture. Lavage au sérum formolé. Ablation de la membrane germinative. Marsupialisation. Grains. Fermeture du reste de l'abdomen. »

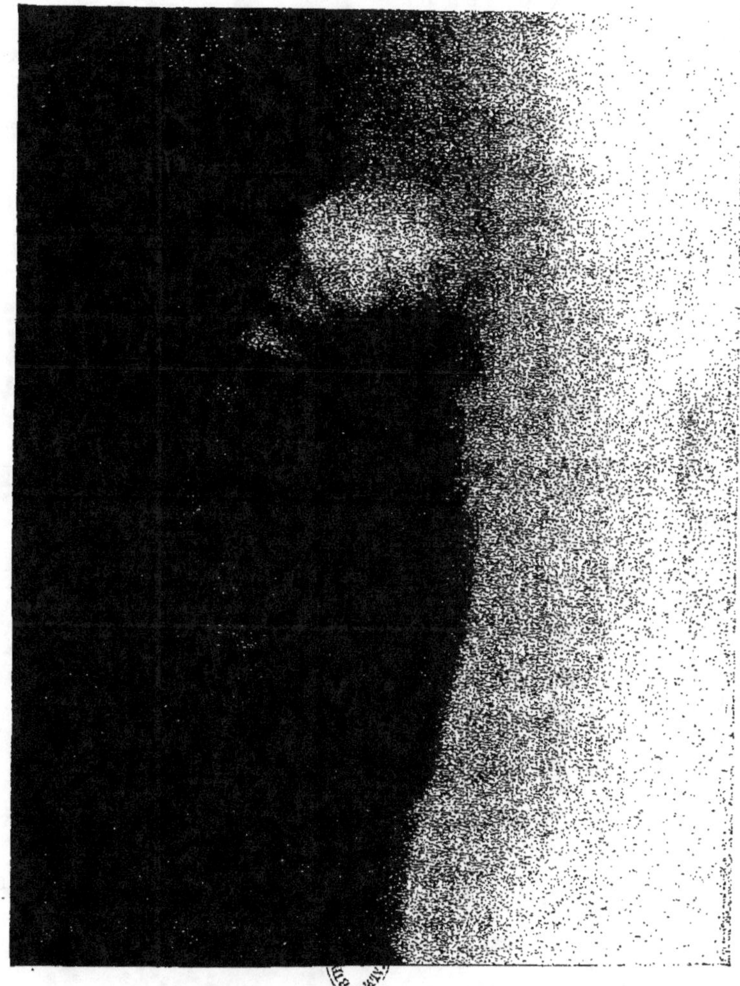

Kyste Hydatique du grand épiploon.
Vu de profil, son ombre, rattachée à la paroi antérieure de l'abdomen, ne se
prolonge pas dans la profondeur.

Observation 21

Mme Ch...   CONSULTATION DE CHIRURGIE DE L'HÔTEL-DIEU
Dr BAZY

Tumeur abdominale provenant du petit bassin

Femme enceinte de sept mois, envoyée à la clinique Baudeloque à la consultation de chirurgie de l'Hôtel-Dieu. A côté de l'utérus gravide se trouve une autre masse à droite sous le foie.

Le docteur Bazy demande un examen radiologique pour préciser si cette tumeur ne provenait pas de la face inférieure du foie.

EXAMEN RADIOSCOPIQUE.

Après insufflation, on constate que l'ombre massive, arrondie de la tumeur et de l'utérus gravide est complètement entourée par le gros intestin. La bande claire du transverse vient s'interposer entre l'ombre hépatique et l'ombre sous-jacente. La face inférieure du foie est bien régulière. A la palpation sous les rayons, cette masse est indépendante du foie, assez mobile. En palpant son bord droit qui est assez visible, il semble qu'on puisse le suivre jusqu'au niveau du détroit supérieur. Cette tumeur ne provient donc pas du foie mais est issue du petit bassin : kyste de l'ovaire probable.

Tumeur abdominale.

Le colon transverse insufflé, en les séparant, montre l'indépendance
de la tumeur et du foie.

CONCLUSIONS

L'insufflation rectale du colon transverse constitue une des principales méthodes d'investigation radiologique de l'abdomen. Elle éclaire toute la face inférieure du lobe droit, comme la réplétion gazeuse gastrique le fait pour le lobe gauche. Toutes les tumeurs qui déforment cette face apparaîtront aussi nettement qu'au niveau de la face supérieure. Grâce à elle l'image complète du foie apparaît à l'écran ou sur la plaque. Elle rend ainsi possible sur le vivant l'étude de sa forme et de sa situation dans l'abdomen. En nous donnant une série de points de repère à la face inférieure du foie, l'insufflation nous permet de faire la mensuration de cet organe. L'on peut ainsi en suivre les modifications de volume au cours de diverses maladies.

Dans l'examen des voies biliaires elle constitue une méthode d'exploration qui vient s'ajouter aux autres techniques radiologiques.

C'est grâce à l'insufflation colique surtout, que l'epxloration de la rate et de la loge splénique est entré, dans le domaine de la radiologie.

Par les divisions topographiques que l'insufflation trace dans l'abdomen et par la séparation qu'elle produit entre les viscères, elle vient guider la palpation et la percussion qui, pratiquées sous les rayons, acquièrent une très grande précision.

★ ★ ★ ★

Cette méthode joue ainsi un grand rôle pour le radio-diagnostic des tumeurs abdominales.

D'autres méthodes, plus compliquées, donneront peut-être des images plus précises des organes abdominaux. Malgré tout, l'insufflation rectale du gros intestin, par sa simplicité, sa rapidité, sa bénignité, restera toujours un excellent procédé journalier d'exploration radiologique de l'abdomen et particulièrement du foie.

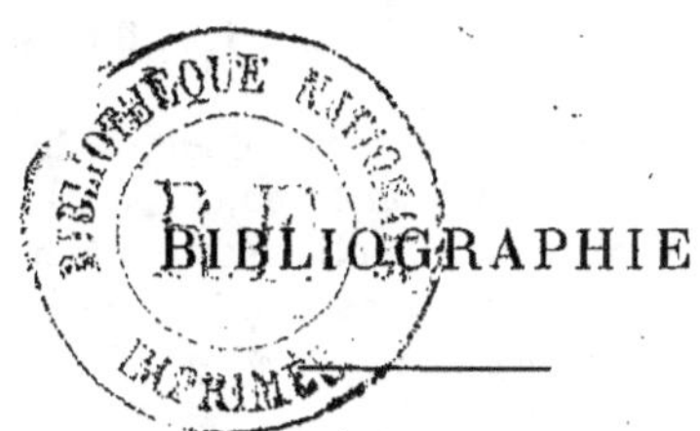

BIBLIOGRAPHIE

Albert-Weill. — **Éléments de radiologie.**

Aubourg. — *Société de radiologie médicale,* 10 mars 1914.

— **Les calculs biliaires, la radiographie de la vésicule biliaire,** *Journal de diététique,* 20 avril 1914.

Aimard (Vichy). — **Sur quelques points de la technique dans le radiodiagnostic de la lithiase biliaire,** *Bulletin de la Société Française d'électrothérapie et de radiologie,* novembre-décembre 1919.

Béclère (A.). — **La radioscopie et la radiographie des organes splanchimiques,** *Congrès international d'électrologie et de radiologie médicales,* Berne, 1er septembre 1902.

— **De l'utilité pour le médecin radiologiste de ne pas adopter une technique uniforme,** *Congrès pour l'avancement des sciences,* Reims, 1907.

— **L'aide apportée au diagnostic et à la localisation des abcès dysentériques du foie par l'exploration radiologique,** *Société de pathologie exotique,* 12 février 1908.

— **Note sur l'exploration radiologique du foie,** *IVe Congrès international d'électrologie et de radiologie médicales,* Amsterdam, 1er septembre 1908.

— **Technique nouvelle de la radiographie des calculs biliaires,** *Société de radiologie médicale de Paris,* 14 avril 1909.

Béclère (Henri). — **Le radiodiagnostic des affections du foie,** *Thèse de doctorat,* 1910.

Case. — **Radioscopie du foie et des voies biliaires, particulièrement en vue des calculs biliaires,** *The journal of the A. M. A.,* 20 septembre 1913.

— **La valeur des rayons X pour la recherche des calculs biliaires,** *International clinics,* vol. IV, séric 25, 1915,

Quelques statistiques sur le diagnostic radiologique des calculs biliaires, *American journal of Rœntgenology*, may 1916.

COLOMBIER. — **Potion de Tonnet**, *Journal de radiologie et d'électrologie*, n° 2, février 1914.

— **L'examen radiologique des voies biliaires**, *Thèse de doctorat*, 1914.

DESTERNES et BAUDON. — **L'exploration radiologique du foie**, *Journal de radiologie*, tome I, p. 383.

HEYMANN (Hanoï). — **De l'examen radiologique du foie, sa valeur dans les cas d'abcès**, *Bulletin de la Société Médico-chirurgicale de l'Indo-Chine*, n° 8, octobre 1913.

JAUJEAS. — **Précis de radio-diagnostic.**

LEDOUX-LEBARD. — **Quelques exemples de l'utilité de l'examen radiologique du bord inférieur du foie**, *Journal de radiologie*, tome I, p. 379.

LIGNAC. — **Cholélithiase et radiodiagnostic**, *Thèse de doctorat*, 1918.

LŒFFER (d'Erfurt). — **L'image radiologique du foie et de la rate. Insufflation du colon**, *Münchener medizinische Wachenschrift*, 7 avril 1914.

MAINGOT. — **Radio-diagnostic des calculs biliaires**, *Thèse de doctorat*, 1910.

MEYER-BETZ. — **Technique et importance de l'examen radiologique du foie**, *Münchener medizinische Wachenschrift*, 14 avril 1910.

NOGIER. — **Guide radiologique du praticien pour la lecture et l'interprétation des radiographies de l'homme normal.**

PFAHLER Georges (Philadelphie). — **Diagnostic radiologique des calculs biliaires et de la cholécystite**, *The Journal of the A. M. A.*, 25 avril 1914.

TABLE DES MATIÈRES

TABLE DES OBSERVATIONS

DIJON. — IMPRIMERIE DARANTIERE